ZUKUNFTSFORUM DEMENZ

Der Nutzen der Demenztherapie für pflegende Angehörige und Pflegekräfte

Herausgeber
Professor Dr. med. Ingo Füsgen
Professor Dr. med. Klaus-Dieter Kossow

19. Workshop
des „Zukunftsforum Demenz"
6. Juli 2005 in Düsseldorf
Dokumentationsreihe • Band 15

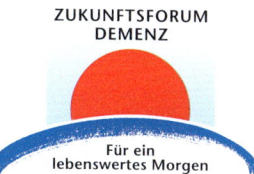

Editorial

Der Hausarzt als Mittler zwischen Pflegebedürftigen und Pflegenden

Die hohe Belastung, die pflegende Angehörige erfahren, ist in vielen Studien dokumentiert worden. Die Anforderungen an die Angehörigen sind vielfältig und erfordern oft einen intensiven Zeit- und Energieaufwand. In diesem Zusammenhang ist häufig die Rede von einem „36-Stunden-Tag" oder „Rund-um-die-Uhr-Pflege". Die Pflege hat natürlich erheblichen Einfluss auf familiäre, aber ganz besonders auch auf außerfamiliäre soziale Kontakte und Aktivitäten. Dazu kommt noch, dass wir aus Untersuchungen inzwischen wissen, dass die andauernde Belastung durch die Pflegeaufgaben auch negative Konsequenzen für das psychische und physische Wohlbefinden der Pflegenden hat. Depressive Verstimmungen, gesteigerte Ängstlichkeit, Feindseligkeit, ein geringes Maß an Lebenszufriedenheit, Schlaf- und Appetitstörungen, Erschöpfung, Infektanfälligkeit usw. können Ausdruck der pflegebedingten Belastung sein. Der Geriater Dr. Bosma spricht in diesem Zusammenhang vom „Angehörigen-Syndrom" (überfordert, erschöpft, herabgestimmt).

Aber auch für die professionell Pflegenden stellt die Pflege von Demenzkranken in allen Stadien der Erkrankung besondere Herausforderungen dar, die nicht nur spezielle Kompetenz, sondern auch eine besondere physische und psychische Stabilität erfordern. In verschiedenen Studien wurde bei etwa einem Drittel der Mitarbeiter von Pflegeheimen mit bevorzugter Betreuung von Demenzkranken eine kritische Ausprägung von emotionaler Erschöpfung („Burn-out") festgestellt. Bei den körperlichen Beschwerden dominierten Krankheiten der Wirbelsäule und des Bewegungsapparates, Kopfschmerzen, Schlafstörungen, Herz-Kreislauf-Beschwerden und Allergien.

Sowohl Angehörige und Betreuende als auch professionell Pflegende sind also ohne Zweifel einer ungeheuren Belastung in der Pflege Demenzkranker ausgesetzt. Unabhängig vom Behandlungserfolg einer Demenztherapie für den Betroffenen stellt sich deshalb ganz dringend die Frage, inwieweit eine Demenztherapie auch die Pflege bzw. die Betreuung des Demenzkranken beeinflusst und damit auch eine Verringerung der Belastung für die Pflegenden bringt. Der Workshop hat dieses Thema auf verschiedenen Ebenen aufgegriffen.

Eindrucksvoll berichtete Christine Riesner über die Bedeutung der Pflege für das Krankheitsbild Demenz und zeigte dabei auch die großen Belastungen für die Pflegenden auf. Sowohl vom Hausarzt Bernd Zimmer als auch von der Lehrstuhlinhaberin für Allgemeinmedizin Professor Dr. Gisela-Charlotte Fischer wurde deutlich gemacht, dass in der Diskussion um die Pflege des Demenzkranken zu Hause bzw. im Pflegeheim dem Hausarzt eine besondere Rolle zukommt. Er ist ohne Zweifel Mittler der medizinischen Erkenntnisse und Bedürfnisse, aber auch der Ansprechpartner für Pflegefragen.

Prof. Fischer stellte hier die notwendigen Schwerpunkte aus der Leitlinie „Pflegende Angehörige" der DEGAM dar. Aber der Hausarzt ist auch indirekt Ansprechpartner für die Betreuer des Demenzkranken. Denn er hat die belasteten Angehörigen mit ihren Problemen im Blick. Dr. Eberhard Hesse, Lehrbeauftragter für Allgemeinmedizin an der Universität Münster, zeigte in seinem Vortrag am Beispiel der Bildung eines kommunalen Netzwerkes, dass für die Pflegenden die Problembewältigung der Pflege in einem Netzwerk viel einfacher und erfolgreicher ist als im Einzelkämpferdasein. Ein solches Netzwerk hilft nicht nur den Angehörigen, sondern auch direkt den betroffenen Kranken. Die Ergebnisse der PRO DEM-Begleitforschung machen deutlich, dass intensive kooperative Betreuung und Behandlung einerseits zu einer Abbremsung des Krankheitsprozesses führt, andererseits damit zu einer Pflege- und Betreuungserleichterung beiträgt.

Professor Dr. Klaus-Dieter Kossow machte in seinem Vortrag deutlich, welche Bedeutung der richtigen Medikation in der Demenzbehandlung zukommt.

Die Substanz Memantine bessert die Alltagsfähigkeiten und stellt damit eine direkte Betreuungserleichterung dar. Gleichzeitig wurde auch hervorgehoben, dass die Medikation mit Memantine in einem ganzheitlichen Therapieansatz (z.B. Verhaltenstherapie) eingebunden sein muss, wenn Erfolge in der Situation des Demenzkranken erzielt werden sollen.

Der Workshop des „Zukunftsforum Demenz" zum Nutzen der Demenztherapie für pflegende Angehörige und Pflegekräfte zeigte eindrucksvoll auf, dass die Demenztherapie in verschiedenen Ebenen Voraussetzung für eine bessere Bewältigung des progredient fortschreitenden Krankheitsbildes ist und hier die medikamentöse Therapie eine wichtige Stellung innehat. Die Therapieempfehlungen in der dritten Auflage der Arzneimittelkommission der deutschen Ärzteschaft (AkdÄ) von Ende 2004 unterstützen in der Herangehensweise in diesem Sinne das hausärztliche und pflegerische Handeln bei der Versorgung Demenzkranker. Wir müssen sie nur aufgreifen.

Professor Dr. med. Ingo Füsgen

Herausgeber

Professor Dr. med. Ingo Füsgen
Geriatrische Kliniken Wuppertal
der Kliniken St. Antonius
Lehrstuhl für Geriatrie der
Universität Witten-Herdecke
Carnaper Str. 60
42283 Wuppertal

Professor Dr. med. Klaus-Dieter Kossow
Deutsche Gesellschaft für Versicherte
und Patienten e.V.
Heinrich-Laakmann-Str. 8
28832 Achim-Uesen

Referenten des Workshops

Im Rahmen des interdisziplinären 19. Workshops führten Experten aus unterschiedlichen Bereichen einen fachübergreifenden Dialog zum Thema „Der Nutzen der Demenztherapie für pflegende Angehörige und Pflegekräfte".

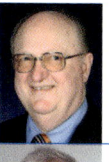

Professor Dr. med. Klaus-Dieter Kossow
Präsident der Deutschen Gesellschaft für
Versicherte und Patienten, Achim-Uesen

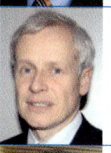

Bernd Zimmer
Facharzt für Allgemeinmedizin,
Klinische Geriatrie,
Rehabilitationswesen, Wuppertal

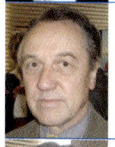

Dr. med. Eberhard Hesse
Lehrbeauftragter für Allgemeinmedizin,
Universität Münster, Stuhr

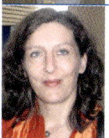

MScN Christine Riesner
Pflegeinstitut für Pflegewissenschaften,
Dialogzentrum Demenz,
Universität Witten-Herdecke, Witten

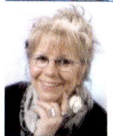

Rosemarie Drenhaus-Wagner
Vorsitzende der Alzheimer-Angehörigen-
Initiative e.V., Berlin

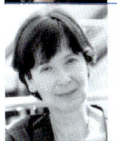

Professor Dr. med. Gisela Charlotte Fischer
Medizinische Hochschule Hannover, Hannover

Impressum

© 2006 Zukunftsforum Demenz
Postfach 11 13 53
60048 Frankfurt am Main
E-Mail: zukunftsforum@demenz.de
www.zukunftsforum-demenz.de

Redaktion, Gestaltung und Produktion:
Medical Tribune Verlagsgesellschaft mbH
Wiesbaden

Januar 2006

Printed in Germany
ISBN 3-938748-01-x

Inhalt

Dr. med. Leonhard Hansen
Vorwort   11

Professor Dr. med. Klaus-Dieter Kossow
Nicht nur die Patienten, auch
die Pflegenden im Blick haben!   13

Bernd Zimmer
Therapieempfehlung der AkdÄ:
Was hat der Hausarzt davon?   21

Dr. med. Eberhard Hesse
Alzheimerkranke
ganzheitlich betreut   29

MScN Christine Riesner
Was erwarten Pflegekräfte
von der Alzheimer-Therapie?   37

Rosemarie Drenhaus-Wagner
Das Problem der häuslichen Pflege   45

Professor Dr. med. Gisela Charlotte Fischer
Die DEGAM-Leitlinie
„Pflegende Angehörige"   53

Nutzen der Demenztherapie für
Angehörige und Pflegekräfte   63

Zukunftsforum Demenz   66

Das Zukunftsforum Demenz

hat sich zum Ziel gesetzt, die Versorgung der Demenzkranken in Deutschland zu verbessern, um ihnen möglichst lange ein würdevolles und – entsprechend ihren noch vorhandenen Fähigkeiten – erfülltes Leben zu ermöglichen. Daher auch das Motto des Zukunftsforums: Für ein lebenswertes Morgen.

Vorwort

Ich freue mich, dass Sie unser Haus gewählt haben, um sich mit dem Thema „Der Nutzen der Demenztherapie für pflegende Angehörige und Pflegekräfte" auseinanderzusetzen. Ein Thema, das – nicht nur, weil es unter den Titel „Zukunftsforum Demenz" gestellt ist – eine große Rolle spielt.

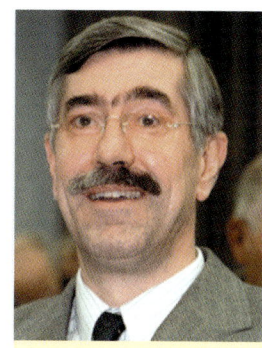

Dr. med
Leonhard Hansen

Daneben macht es darauf aufmerksam, auch wenn es Eulen nach Athen zu tragen gleichkommt, welche Zeitbombe morbiditäts- und darüber hinaus auch pflegebedingt in unserer Gesellschaft tickt: einer Gesellschaft des langen Lebens, einer Gesellschaft der doppelten Alterung, weil Menschen – dem Fortschritt der Medizin sei es gedankt – immer älter werden und leider Gottes unsere Babyboomer-Generation nicht die Kinder produziert, die notwendig wären, um unseren auf dem Generationenvertrag aufbauenden Solidarvertrag zu erfüllen. Wir sind also in jeder Hinsicht aufgefordert, uns diesem Thema zu stellen – und das mit aller Heftigkeit, weil es sonst zu spät ist.

In Kenntnis einiger Referenten, die im heutigen Programm vorgesehen sind, und im Wissen um deren Kompetenz darf ich Ihnen hochinteressante und informative Vorträge versprechen und wünsche Ihrer Veranstaltung einen guten Verlauf.

Dr. med. Leonhard Hansen
Vorsitzender des Vorstandes der
Kassenärztlichen Vereinigung Nordrhein, Düsseldorf

Nutzen der Demenztherapie

Nicht nur die Patienten, auch die Pflegenden im Blick haben!

PROFESSOR DR. MED. KLAUS-DIETER KOSSOW

Immer mehr setzt sich die Erkenntnis durch, dass der Nutzen einer Demenztherapie nicht nur an positiven Effekten beim Patienten ablesbar sein, sondern auch die pflegenden Bezugspersonen einbeziehen muss. Denn: In der Realität gibt es beim Morbus Alzheimer meist zwei oder mehr Erkrankte: den Patienten selbst und die strapazierte Pflegekraft bzw. die pflegenden Angehörigen. Je geringer die Alltagskompetenz des Kranken, umso stärker die Belastung für die Pflegenden! Jüngste Studien zu Antidementiva nahmen die patientenrelevanten Endpunkte unter die Lupe, auf die es ankommt.

Für die Behandlung Demenzkranker ist die Effektivität der Antidementiva Acetylcholinesterasehemmer und Memantine gut belegt. Sie gelten als wirksam zur Verzögerung des Ablaufs der Demenz. Dies ist auch die Aussage der Therapieempfehlung zur Demenzbehandlung, die von der Arzneimittelkommission der deutschen Ärzteschaft im Dezember 2004 herausgegeben wurde. Dort heißt es: „Es ist davon auszugehen, dass Memantine bei mittelschwerer und schwerer Alzheimer-Demenz einen positiven Effekt auf funktionelle Parameter zur Alltagskompetenz hat." Wiederholt stellten Experten fest, dass Cholinesterasehemmer und Memantine einen relevanten Nutzen für die Patienten aufweisen. Lange Zeit wurde aber vernachlässigt, welche Relevanz die Alzheimer-Therapie für Pflegekräfte und pflegende Angehörige hat. Diese Frage rückt zunehmend ins Blickfeld, denn der Betreuungsaufwand und die Belastungen sind häufig im-

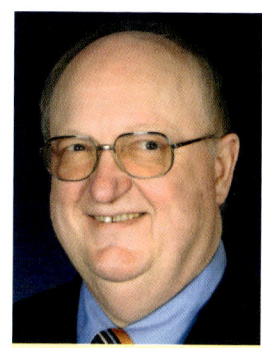

Prof. Dr. med. Klaus-Dieter Kossow

mens. In diesem Zusammenhang hat der Gemeinsame Bundesausschuss im Januar 2005 eine Reihe von Fragen an das Institut für Qualität und Wirtschaftlichkeit im Gesundheitswesen (IQWiG) gerichtet. Der Bundesausschuss möchte unter anderem wissen, ob die langfristige Behandlung mit Memantine im Vergleich zur langfristigen Therapie mit einem Ginkgo-Präparat bzw. einem Acetylcholinesterasehemmer zur klinisch bedeutsamen Beeinflussung patientenrelevanter Endpunkte führt.

Umdenken auch in der obersten Regelungsbehörde

Zu den wichtigen Endpunkten (Tabelle 1) wird im Gemeinsamen Bundesausschuss auch das Umfeld der Demenzkranken hinzugerechnet – dies ist ein beachtlicher Fortschritt. Somit ist auch bei der obersten Regelungsbehörde im Gesundheitswesen die Erkenntnis gereift, dass es auch auf die Bezugspersonen der Patienten ankommt. Der Nutzen einer Demenzbehandlung ist nämlich nicht nur an den Symptomen, Funktionen und Fähigkeiten des Kranken abzulesen, sondern auch an der Notwendigkeit der Betreuung durch eine oder mehrere Personen. Das Augenmerk ist auf die Höhe des Betreuungsaufwandes und die Lebensqualität der Pflegenden zu richten, auf die Notwendigkeit einer institutionalisierten Betreuung, auf die subjektive Akzeptanz der Behandlungsprinzipien und z.B. auf therapieassoziierte Nebenwirkungen.

Klinisch relevante Endpunkte

- Krankheitsbezogene Lebensqualität
- Krankheitsassoziierte Symptome
- Fähigkeit der Teilnahme am gesellschaftlichen Leben einschließlich der Fähigkeit, wesentliche Aktivitäten des täglichen Lebens selbstständig ausführen zu können
- Kognitive Leistungsfähigkeit
- Notwendigkeit der Betreuung durch eine oder mehrere Personen
- Höhe des Betreuungsaufwandes einschließlich des damit verbundenen Einflusses auf die Lebensqualität der betreuenden Personen
- Notwendigkeit einer institutionalisierten Betreuung
- Notwendigkeit einer ambulanten oder stationären Betreuung
- Therapie-assoziierte Nebenwirkungen

Tabelle 1

Neue Studien, auf die es ankommt

Aussagekräftige Daten zu den aufgeworfenen Fragen lieferte R. Doody et al. (Dement Geriatr Cogn Disord, 2004; 18: 227 – 32). Das Thema lautet: „Wirkung von Memantine auf Alltagsaktivitäten von Patienten mit mittlerer bis schwerer Demenz vom Alzheimer-Typ". Geprüft wurde der Effekt von Memantine im Vergleich zu Plazebo auf die Alltagskompetenz und die Alltagsfähigkeiten der Kranken. Das Ergebnis war, dass sich verschiedene wichtige Funktionen unter Memantine weniger verschlechtern bzw. signifikant besser entwickeln als in der Vergleichsgruppe (Abbildung 1a). Beurteilt wurden Fähigkeiten der Patienten, wie

- sich außerhalb des Hauses zurechtzufinden,
- persönliche Sachen zu finden,
- den Tisch nach dem Essen abzuräumen,
- aufmerksam bei Gesprächen zu sein,
- zu telefonieren
- Müll zu entsorgen.

Eindrucksvolle Verbesserungen gab es auch in folgenden Bereichen, die insbesondere auch für den Betreuer und Pflegenden bedeutend sind (Abbildung 1b):

- Patient kann aufstehen,
- kann sich bewegen,
- kann sich ankleiden,
- kann essen und trinken,
- kann zur Toilette gehen.

Studien belegen, dass auch der Erkrankungsverlauf um viele Monate verzögert werden kann, wobei es individuell starke Unterschiede gibt. Heilen lässt sich der Morbus Alzheimer natürlich nicht. Wenn aber die Betreuung erleichtert wird, kann der Patient auch länger in seinem häuslichen Umfeld verbleiben und versorgt werden.

Unter Memantine weniger Agitation und Aggression

In den Memantine-Studie wurden auch Verhaltensstörungen – die klassischen psychiatrischen Begleitsymptome, die

Wirkung von Memantine auf die Alltagskompetenz

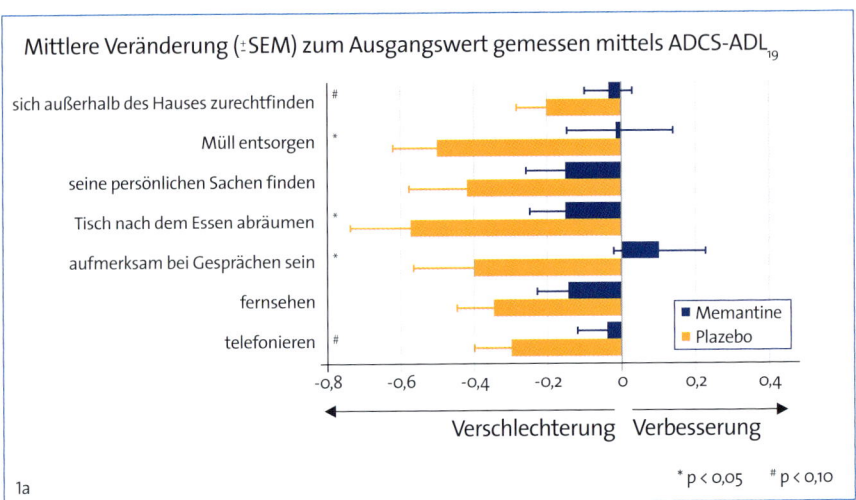

1a

Verbesserung der Alltagsaktivitäten

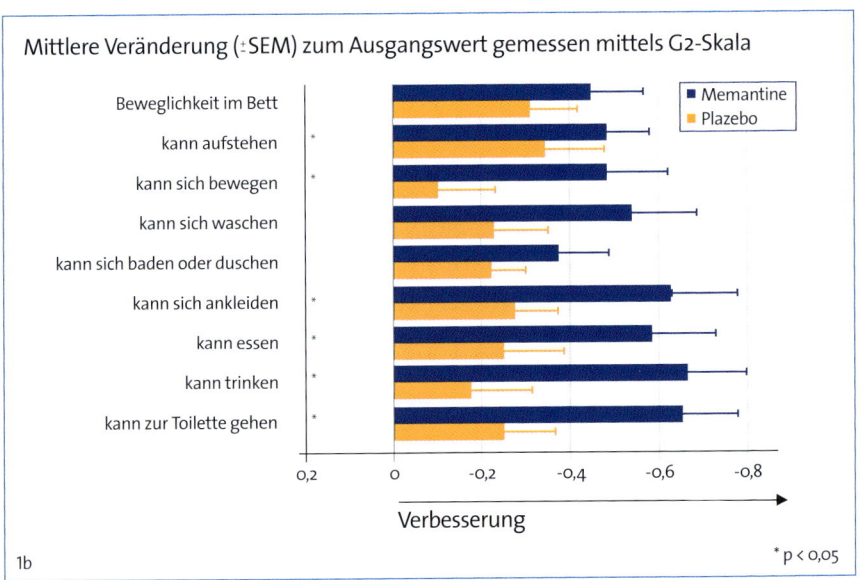

1b

Abbildungen 1a und b: Unter Memantine (20 mg/d) lassen sich die Alltagskompetenzen ambulanter Demenzpatienten (1a) beachtlich verbessern. Die Umgebung profitiert ebenfalls, wenn ein Kranker sich z.B. wieder selbstständig ankleiden und zur Toilette gehen kann (1b, Heimbewohner).   *Doody et al., 2004* mit der Alzheimer-Erkrankung einhergehen, untersucht. S. Gauthier et al. (International Journal of Geriatric Psychiatry 2005, 20:1–6) zeigen die Effekte des NMDA-Antagonisten verglichen zu Plazebo (Abbildung 2). Vor allem bei den Symptomen Agitation/Aggression, Wahn sowie beim nächtlichen Verhalten führte Memantine zu deutlichen Besserungen versus Plazebo (Abbildung 3). Analysierte man die neu aufgetretenen Verhaltenssymptome bei fortgeschrittener Alzheimer-Demenz, so waren die Symptome Agitation/Aggression bei den Patienten, die Memantine nicht erhielten, im Studienverlauf von 28 Wochen signifikant häufiger zu beobachten.

Kombinationstherapie vorziehen?

Eine weitere Auswertung von Gauthier et al. bezieht sich auf eine Studie zur Kombination von Donepezil mit Memantine (20 mg/die). Diese doppelblinde, randomisierte plaze-

Wirkung von Memantine auf Verhaltensstörungen

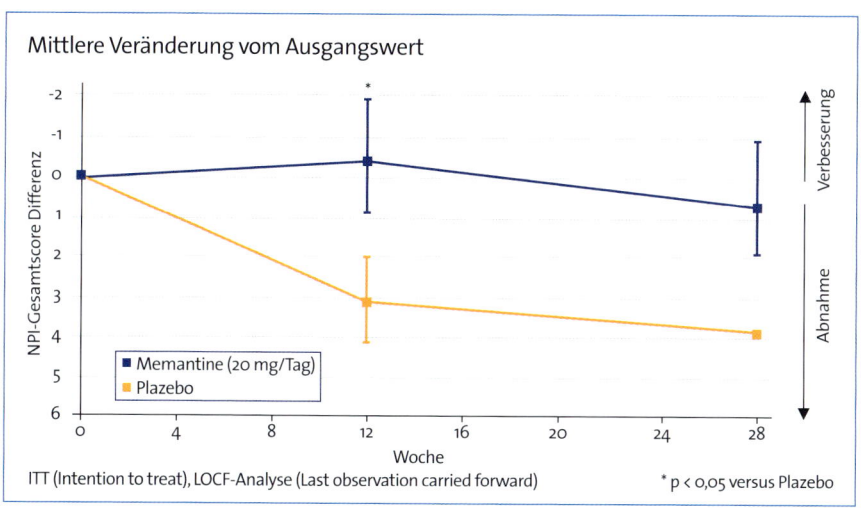

Abbildung 2: Demenz-assoziierte Verhaltensstörungen verschlechtern sich unter Plazebo im Zeitraum von 28 Wochen deutlich stärker als unter Memantine (20 mg/d).

Memantine effektiv in der Monotherapie

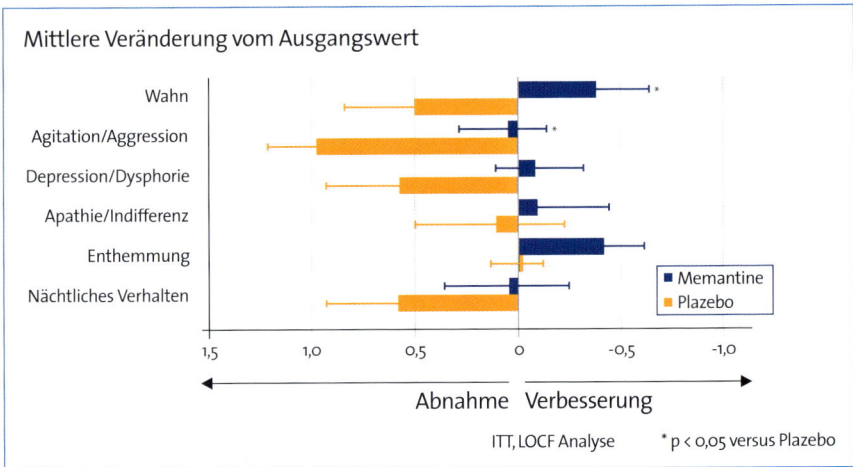

Abbildung 3: Auch neuropsychiatrische Symptome verbessern sich unter Memantine: Die Patienten sind signifikant weniger agitiert/aggressiv und haben weniger Wahnvorstellungen.

Memantine auch effektiv in Kombination

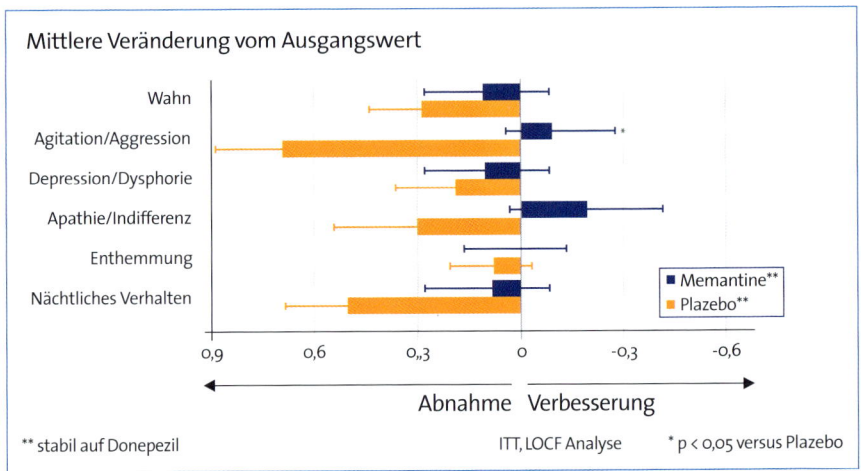

Abbildung 4: Patienten, die auf Donepezil eingestellt sind, profitieren von der zusätzlichen Memantine-Gabe (20 mg/d).

bokontrollierte Multizenterstudie umfasste 403 ambulante Demenzpatienten. Die Kranken – mittleres Alter 75 Jahre – erhielten mindestens sechs Monate lang Donepezil (stabile Dosierung für mindestens drei Monate). Nach der zusätzlichen Gabe von 20 mg Memantine bzw. Plazebo pro Tag und einer Studiendauer von 24 Wochen wurden Einzelsymptome des neuropsychiatrischen Inventars (NPI)ausgewertet.

Die Kombinationstherapie erwies sich als wirksamer als die Einzeltherapie: Es wurde ein signifikant positiver Einfluss auf Verhaltensstörungen durch die kombinierte Gabe von Memantine beobachtet. Die Verbesserungen betrafen die Bereiche Agitation/Aggression, Wahnvorstellungen, Reizbarkeit/Labilität, Apathie/Indifferenz (Abbildung 4). Die Kranken profitierten auch im Hinblick auf Appetit und Essverhalten durch die Behandlung mit Memantine.

Am ausgeprägtesten waren die positiven Effekte des NMDA-Antagonisten Memantine auf den Symptomenkomplex Agitation/Aggression. Signifikant war z.B. die Reduktion von Aggressionen bei Patienten, die schon zu Studienbeginn Störungen aufwiesen. Ferner fand man ein verzögertes Auftreten der Symptome bei anfangs asymptomatischen Patienten.

20

Therapieempfehlungen der AkdÄ
Was hat der Hausarzt davon?

BERND ZIMMER

Eine große Hilfe für die hausärztliche Versorgung Demenzkranker sind die neuen Empfehlungen der Arzneimittelkommission der deutschen Ärzteschaft (AkdÄ). Sie unterstützen den Hausarzt bei der Diagnosefindung und in der Therapie. Angesichts der Tatsache, dass bei 250 Demenzpatienten pro Gebietsspezialist versus 25 pro Hausarzt nur bei Letzteren eine umfassende Betreuung möglich ist, wird die Bedeutung der aktuellen Leitlinie ersichtlich. Im Mittelpunkt steht das ganzheitliche Versorgungskonzept bei Alzheimer-Demenz – entsprechend dem Modell der sechs Säulen. Erstmals werden Symptomverbesserung, Stillstand und Verlangsamung der Progression als Therapieziele anerkannt.

Die Hausärzte sind in hohem Maß an der Versorgung Demenzkranker beteiligt. Eine Umfrage durch das Kompetenznetz Demenzen im Auftrag des Bundesforschungsministeriums hatte zum Ergebnis, dass eine frühe Demenzdiagnose den Hausärzten ebenso wichtig ist wie den Gebietsspezialisten. Gemäß § 70 SGB V ist eine humane Krankenbehandlung noch vor der wirtschaftlichen zu fordern.

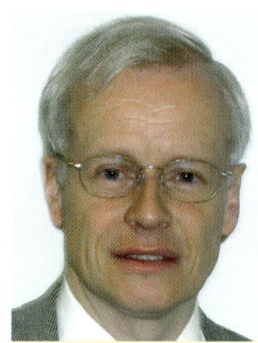

Bernd Zimmer

Die Zahl der Demenzpatienten in Deutschland wurde 1996 auf ca. eine Million geschätzt. Eine Demenz beginnt schleichend über ein bis drei Jahre. Zuerst merkt der Betroffene, dass etwas nicht stimmt, dann spüren es die Angehörigen – sie können das Problem aber nicht benennen. Ganz am Anfang stehen keine Gedächtnisstörungen, sondern diverse andere Merkmale, die den Alltag erschweren (Abbildung 5). Manche Menschen fallen durch ihre grantelige, streitbare Art oder durch Wortkargheit auf. Bei anderen sonst recht ordentlichen Personen findet man plötzlich verfallene, verfaulte Lebensmittel oder Socken im Kühlschrank. In der frühen Phase ist die Demenz eine reine Suchdiagnose des Hausarztes (Abbildung 6). Nützlich sind gewisse biographische Kenntnisse über die Handlungsfähigkeit des Patienten, als er noch gesund war.

Der Weg zur Diagnose

Schöpft der Hausarzt Verdacht auf ein Demenz-Syndrom, stehen ihm psychometrische Tests zur Verfügung (MMST, Demtect, TFDD o.a.). Differenzialdiagnostisch ist an Depressionen, Aphasie und leichte kognitive Störungen zu denken. Auch ein Apnoe-Syndrom und Schilddrüsenfunktionsstörungen sind auszuschließen. Bei fraglicher vaskulärer Demenz sind bildgebende Verfahren und die Anamnese hilfreich. Im Rahmen der Ursachenabklärung (z.B. gerontopsychiatrische Differenzialdiagnosen) kommen die Fachärzte ins Spiel. Denn der in den Empfehlungen vorgeschlagene Diagnoseprozess ist für Hausärzte nur in Kooperation mit zugezogenen Gebietsärzten umsetzbar (Abbildung 7).

Anfangssymptomatik bei Demenz

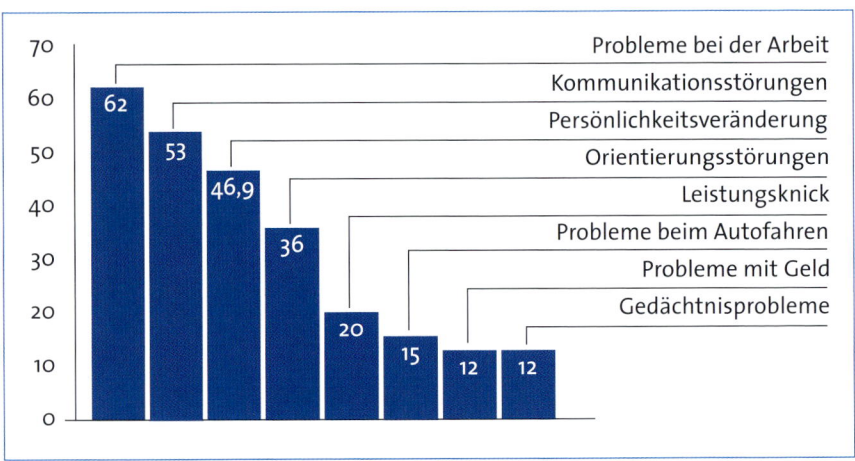

Abbildung 5: Die ersten Anzeichen einer Demenz sind sehr subtil. Der Patient selbst merkt zuerst, dass etwas nicht stimmt.   *nach Gress-Heister, 2002*

Kriterien für eine Alzheimer-Demenz (ICD 10) sind Gedächtnisstörungen, Denkvermögenstörungen und/oder emotioneller Kontrollverlust. Wesentlich ist eine relevante Beeinträchtigung des Alltags durch diese drei Störungen, und zwar seit über sechs Monaten. Ist die Diagnose gestellt, wird dies meist von allen Beteiligten als Entlastung erlebt. Krankheit hat in unserer Gesellschaft entschuldenden Charakter. Nur bei frühzeitiger Diagnose kann der Angehörige mit dem Patienten bestimmen, wie es weitergehen soll. Später muss es der Angehörige allein entscheiden. Am Anfang die Weichen richtig zu stellen – das ist das Problem (Abbildung 8).

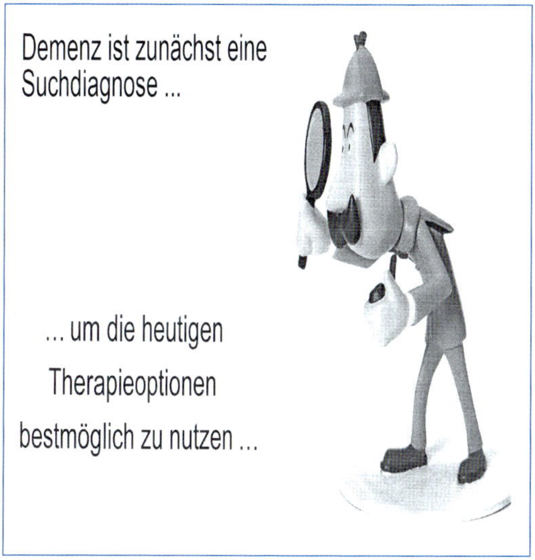

Demenz ist zunächst eine Suchdiagnose ...

... um die heutigen Therapieoptionen bestmöglich zu nutzen ...

Abbildung 6: Zum Aufspüren einer Demenz im Frühstadium benötigt der Hausarzt fast detektivische Fähigkeiten.

Auch die Angehörigen im Blick

Die neuen Therapieempfehlungen in der 3. Auflage (Dezember 2004) sprechen sich für ein ganzheitliches Therapiekonzept aus. Zur hausärztlichen Basistherapie gehört z.B. die Einstellung eines Diabetes mellitus, eines Hochdrucks und einer Herzinsuffizienz. Weitere Säulen im Gesamtkonzept sind die medikamentöse Demenztherapie, zerebrales Training, Bewegungstraining, Vermittlung psychosozialer Hilfen und Betreuung durch „Kümmerer". Neuerdings werden für Hausärzte längst akzeptierte Behandlungsziele wie Symptombesserung, Stillstand und Verlangsamung der Progression als Erfolge anerkannt. Eine kausale Therapie der Alzheimer-Demenz darf man nicht erwarten. In den Leitlinien wird auch die Unterstützung und „Gesunderhaltung" der Angehörigen als wesentlicher Teilaspekt berücksichtigt. Bisher war davon auszugehen, das 30 bis 50 % der pflegenden Angehörigen auf Grund von Überforderung selbst körperlich oder seelisch erkranken.

Antidementiva in allen Stadien

Die medikamentöse Demenztherapie richtet sich nach dem Stadium der Erkrankung. Für leichte bis mittlere Schweregrade der Demenz sind Acetylcholinesterasehem-

Diagnostikschema bei Demenzverdacht

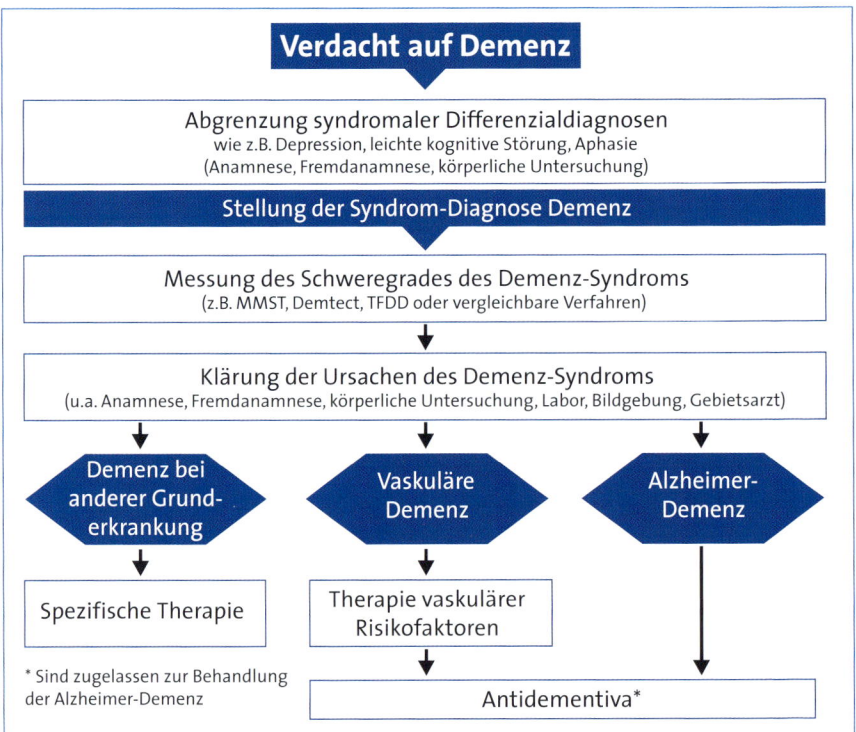

Abbildung 7: Die differenzialdiagnostische Abklärung bei Demenzverdacht muss mit System erfolgen. Hausarzt und Facharzt arbeiten bei der Diagnosefindung zusammen.
Modifiziert nach AkdÄ

mer zugelassen. Memantine hat die Zulassung für mittlere bis schwere Stadien – auch diese Patienten mit hohem Bedarf an einer Heim- oder Familienpflege werden überwiegend vom Hausarzt behandelt. Den neuen Leitlinien zufolge ist „davon auszugehen, dass Memantine bei mittlerer bis schwerer Alzheimer-Demenz einen positiven Effekt auf funktionelle Parameter zur Alltagskompetenz hat". Dieses durch Studien zunehmend besser dokumentierte Medikament schließt eine therapeutische Lücke (Abbildung 9).

Erst seit Mitte der 90er-Jahre gibt es Studien zur Alltagsrelevanz von Antidementiva. Eine US-Studie untersuchte z.B. die Aufenthaltsdauer von Pflegepersonal im Zimmer von Demenzkranken. Es ging um den Zeitbedarf für Verrichtungen wie Waschen und Wechseln von Inkontinenzvorlagen. Unter Antidementiva waren die Patienten leichter zu pflegen und kooperativer. Im Stadium fortgeschritte-

Erste wichtige Schritte

Frühzeitiges Handeln
Arzt: Komplexe Therapieplanung einschließlich Antidementiva-Therapie, Vermittlung von Ansprechpartnern für die Betreuung
Patient: Lebensplanung, Vorsorgevollmacht, Patiententestament

Frühzeitiges Benennen
Diagnosestellung (ggf. differenzialdiagnost. Überweisung) und Vermittlung des Krankheitsbildes (z.B. Alzheimer-Demenz) und der Therapiemöglichkeiten

Frühzeitiges Erkennen
Screening: daran denken auch bei völlig anderem Beratungsanlass (85 % der älteren Menschen gehen regelmäßig zum Hausarzt)

Abbildung 8: Die ersten drei Schritte bei Demenz: Frühzeitiges Erkennen, frühzeitiges Benennen und frühzeitiges Handeln!

ner Demenz zeigten sie weniger Abwehrreaktionen bei Pflegemaßnahmen.

Verlaufskontrolle jetzt definiert

Erstmals ist jetzt die Verlaufskontrolle der Demenzbehandlung vernünftig definiert. Nach zwölf Wochen ist zu kontrollieren, ob eine medikamentöse Behandlung wirkt. Dieser Freiraum von zwölf Wochen ist als großer Fortschritt zu werten.

Auch nonkognitive Störungen werden von den Empfehlungen aufgegriffen. Die Therapievorschläge geben dem Hausarzt eine gewisse Sicherheit, wenn bei Demenzkranken Depressionen, Agitiertheit, Schlafstörungen, delirante Episoden, andere psychotische Symptome oder Aggressivität auftreten. Bei deliranten Syndromen wird z.B. an Flüssigkeitszufuhr erinnert. Mitunter ist der Einsatz von Neuroleptika wie Melperon, Haloperidol oder Risperidon nötig – diese Medika-

Wirkprinzipien von Antidementiva und Nootropika

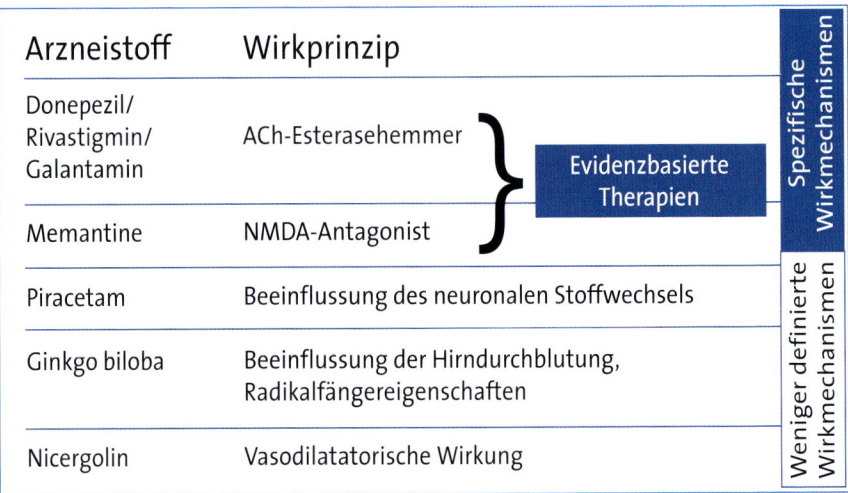

Abbildung 9: Die Wirkungsweise der verschiedenen Antidementiva und Nootropika. Modifiziert nach AkdÄ

mente darf man nicht verteufeln. In den Leitlinien werden die Heilmittelverordnung wie auch Arzneimittelinteraktionen angesprochen.

Realistische Therapieziele vereinbaren

Bessert sich die Kognition, so wird ein Patient wieder kooperationsfähiger. „Es ist ärztliches Gebot, auch mögliche kleine Verbesserungen und Erleichterungen anzustreben", ist in den Empfehlungen zu lesen. Therapieziele sind zusammen mit den Angehörigen und Patienten zu vereinbaren. Ein Ziel könnte sein, dass sich der Kranke außerhalb des Hauses zurechtfindet. Für die Familie ist es auch eine Hilfe, wenn sie ihren Schützling wieder ins Geschirrspülen, Abtrocknen und Wegräumen einbinden kann. Vielleicht kann ein Angehöriger nun endlich das Haus für zwei Stunden verlassen, um in Ruhe Einkäufe zu erledigen. Eine komplexe Therapie gelingt nur, wenn die Angehörigen integriert sind.

Über Nebenwirkungen aufklären

Zu den Aufgaben des Hausarztes gehört es, den Patienten und seine „Kümmerer" frühzeitig über den Krankheitsverlauf und die Vermittlung sozialer Hilfen zu informieren sowie Hilfestellung bei der Lebensplanung für die Zeit der Demenzverschlechterung zu bieten. Ferner ist über Dauer und Schwere von Medikamentennebenwirkungen aufzuklären, denn die Angaben der Beipackzettel lösen oft Verwirrung aus. Unerwünschte Effekte sind meist gut zu umschiffen. Der Hausarzt sollte im Fall von Rückfragen erreichbar sein. Hinsichtlich des Wirkungseintritts von Antidementiva ist Geduld einzufordern. Zur Therapiekontrolle werden auch kognitive Tests eingesetzt; die Durchführung kann an eine Helferin delegiert werden.

Eine ganzheitliche Demenztherapie lohnt sich auf mehreren Ebenen. Einen Nutzen tragen nicht nur der Patient und seine Angehörigen, sondern auch die Gesellschaft. Die Kranken sind würdevoll versorgt und es werden Ressourcen geschont, weil der Aufsichtsbedarf sinkt.

Fazit

Die 20 Textseiten der Empfehlungen der Arzneimittelkommission stellen eine für den hausärztlichen Versorgungsalltag exzellente Informationsquelle dar. Ein Manko besteht allenfalls darin, dass der Umgang mit Fehlschlägen oder ungebremster Progression nicht abgehandelt wird.

Es bleibt zu hoffen, dass den behandelnden Kollegen bei der Umsetzung der unverzichtbare Schutz vor Regressen zuteil wird, wenn sie eine leitlinienkonforme, humane Therapie (§ 70 SGB V) zum Wohle der Demenzkranken, ihrer „Kümmerer" und der Gesamtgesellschaft anwenden.

Demenztherapie – es lohnt sich!

Für den Patienten
- Längerer Erhalt der Lebensqualität durch Selbstständigkeit und Selbstbestimmtheit

Für die Angehörigen
- Unterstützung in der Begleitung des Kranken
  - Progressionsverzögerung – „Wir tun etwas"
  - Reduzierter Hilfebedarf
  - Gesunderhaltung der Angehörigen!

Für die Gesellschaft
- Würdevoller Umgang mit hilfsbedürftigen Menschen
- Erleichterung bei der Betreuung der Patienten durch rationale Antidementiva-Therapie mit bestmöglicher Effizienz
- Ressourcenschonende, humane Versorgung gemäß § 70 SGB V

Tabelle 2

Kommunales Netzwerk PRO DEM

Alzheimerkranke ganzheitlich betreut

DR. MED. EBERHARD HESSE

Die Lebensqualität von Alzheimer-Patienten steigt, wenn diese innerhalb eines kommunalen Netzwerkes betreut werden. In dem regionalen Projekt PRO DEM wird seit mehreren Jahren gemeindenahe Vernetzung und ganzheitliche Versorgung praktiziert. Es gibt dort ausgebildete Koordinatorinnen, regelmäßige Fallkonferenzen, Selbsthilfegruppen für pflegende Angehörige, Patientengruppen, Gesellschafterinnen und ein „Mehrgenerationenhaus"! Eine kleine Begleitstudie legt nahe, dass intensive kooperative Behandlung den Krankheitsprozess abbremst.

Um Demenzpatienten und ihren Angehörigen gerecht zu werden, ist ein gemeindenahes komplexes Therapiekonzept notwendig. Mit dem kommunalen Netzwerk PRO DEM wurde ein Zeichen gesetzt, das nicht nur in der Region um Stuhr und Weyhe von sich Reden macht, sondern auch überregional Beachtung findet. Das Projekt trägt erheblich zur Entstigmatisierung der Demenz bei. Bevor das Netzwerk existierte, fühlten sich viele betroffene Angehörige allein gelassen und überfordert. In einer Umfrage erklärten 84 %, dass sie täglich mit Betreuung und Pflege zu tun hätten. 70 % fühlten sich durch die Pflege stark oder sehr stark belastet. Sie äußerten den Wunsch nach emotionalem Beistand, zeitlicher Entlastung und Informationen über das für sie unklare Krankheitsbild. Fast die Hälfte der befragten Angehörigen – meist Tochter oder Schwiegertochter des Kranken – pflegte allein (Abbildung 10).

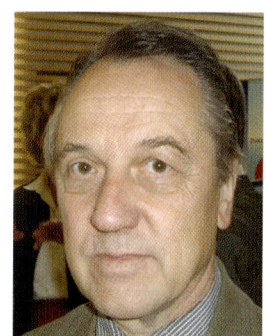

Dr. med. Eberhard Hesse

Angehörige profitieren von Selbsthilfegruppen

Als hilfreich und extrem entlastend erlebten Betreuende die Selbsthilfegruppe für pflegende Angehörige. Sie fühlten sich der Gruppe sehr verbunden und erlebten eine neue soziale Integration. Den Angehörigen wurden Wege aufgezeigt, für sich selbst besser zu sorgen und Überforderungen zu mindern. Um von einer Selbsthilfegruppe zu profitieren, muss man eine Weile mitmachen. Die pflegenden Angehörigen sollen offen aussprechen, was sie bedrückt oder überfordert und wo sie Informationsbedarf haben (Tabelle 3).

Zwei erfahrene Koordinatorinnen

Für die Demenzkranken wird ein therapeutisches Gesamtkonzept erstellt. Es muss der Patientenentwicklung angepasst und möglichst von allen Beteiligten getragen werden. Zum Projekt PRO DEM gehören zwei gut ausgebildete, sehr erfahrene Koordinatorinnen, die die gemeindenahe Vernetzung vorantreiben und mit den Ärzten der Region kooperieren.

Häusliche Pflegesituation

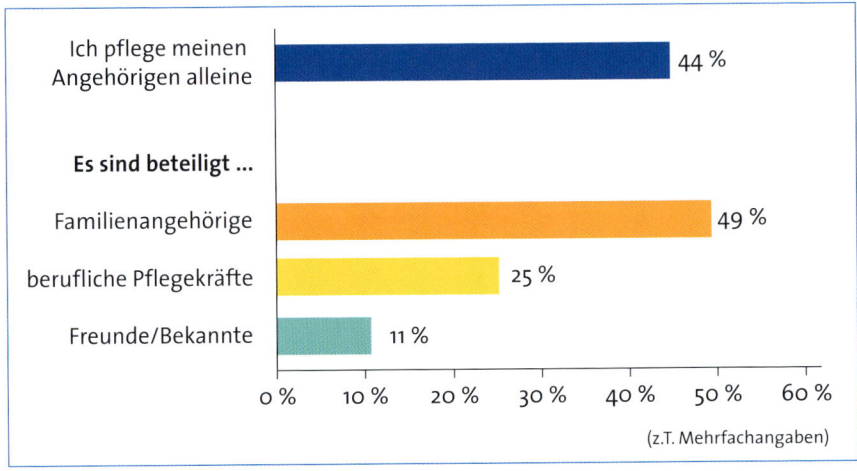

Abbildung 10: Eine kleine Umfrage ergab, dass fast die Hälfte der pflegenden Angehörigen ihre Arbeit allein verrichtet, ohne Unterstützung von anderen Personen.

Zu den Aufgaben der Koordinatorinnen zählt die Arbeit mit den Patienten und Angehörigen. Im Rahmen von Hausbesuchen nehmen sie Kontakt zu den Familien auf, um Mut zu machen und eine tragfähige Beziehung herzustellen. Die Koordinatorinnen ermitteln den individuellen Hilfebedarf, geben Informationen weiter und begleiten die Umsetzung des Therapieplans. Sie leisten auch Beistand im Umgang mit Behörden und Institutionen – sind z.B. mit dabei, wenn der Pflegekassengutachter die Familie aufsucht.

Alle acht Wochen Fallkonferenz

Eine Besonderheit beim Projekt PRO DEM ist der „runde Tisch": Alle acht Wochen findet eine Fallkonferenz mit ca. 25 Teilnehmern statt. Anwesend sind Hausärzte, Nervenärzte, weitergebildete Arzthelferinnen, Physio- und Ergotherapeuten, Logopäden, Mitarbeiter von Pflegediensten, Tagespflege und stationärer Pflege sowie die Koordinatorinnen. Es kommt beim Austausch zu neuen Ideen und zum verbesserten Zusammenspiel der vorhandenen Ressourcen.

In den Fallkonferenzen werden maßgeschneiderte individuelle Therapiekonzepte für die Patienten festgesetzt.

Gemeldeter Hilfebedarf pflegender Angehöriger	
Anregungen, wie ich im Alltag mit Hilflosigkeit, Ängsten, Aggressionen der zu pflegenden Person umgehen kann*	62 %
Erfahrungsaustausch mit anderen Betroffenen	62 %
Gesprächspartner für Krisensituationen	61 %
Informationen über finanzielle Dinge	59 %
Die Möglichkeit, mir bei jemandem Rat zu holen	57 %
Informationen über spezielle Hilfsmittel für die Pflege	57 %
Praktische Unterstützung durch andere Personen	52 %
Informationen über Tagespflege, Kurzzeitpflege, Pflegeheim	52 %
Informationen über die Erkrankung	48 %
Informationen über Möglichkeiten, eine ambulante Pflegehilfe zu bekommen	40 %
Kenntnisse über die Durchführung der Pflege	40 %

* Aus Gründen der Übersichtlichkeit wurden die Fragen hier etwas verkürzt wiedergegeben

Antwortmöglichkeiten: gar nicht / viel zu wenig / etwas zu wenig / ausreichend / benötige ich nicht / weiß nicht

Tabelle 3: Pflegende Angehörige haben einen hohen Bedarf an Information und Unterstützung.

Eine Therapiekette ist die Lösung (Abbildung 11). Gemeinschaftlich werden auch Versorgungslücken erkannt. Jeder neue Patient wird in der Fallkonferenz vorgetragen; die Anwesenden erörtern, was zu tun ist. Die Konferenzen dauern 75 Minuten – sie sind erstaunlich effektiv.

Die Demenzkranken sollen sich geborgen fühlen

Ein wichtiges Therapieziel ist eine verbesserte Lebensqualität für den Patienten und seine Familie. Das Selbstwertgefühl des Kranken soll gestärkt und eine gefühlte Geborgenheit erzeugt werden. Vielleicht war der Demenzkranke in der Vergangenheit tausendmal gekränkt worden. Nun will man positive Emotionen wecken, Kränkungen abbauen und über Ängste reden. Zu diesem Zweck wurde eine Patientengesprächsgruppe eingerichtet. Die Kranken können sich unter ihresgleichen frei austauschen; geleitet werden die Treffen von den Koordinatorinnen. Mit Hilfe der Gruppe soll die Interaktionsfähigkeit der Patienten möglichst lange erhalten werden.

Pool von 26 Gesellschafterinnen

Die Demenzpatienten haben Gelegenheit zur Ergo-, Kunst-, Musik- und Physiotherapie – dies wirkt dem sozialen Rückzug

Gemeindenahe Versorgungskette

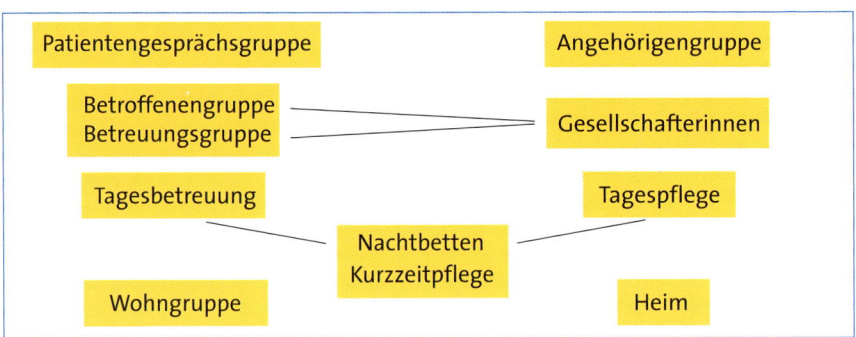

Abbildung 11: Eine gemeindenahe Versorgungskette für Demenzkranke und ihre Angehörigen führt zu verbesserter Lebensqualität der Betroffenen.

entgegen. Sie werden auf Wunsch mit dem Auto von einem Zivildienstleistenden von PRO DEM abgeholt und können sagen: „Ich habe wieder Termine!" Die Kranken müssen keine Fassade mehr aufbauen und empfinden weniger Stress. Vor allem wird die Kompetenz zur eigenständigen Lebensführung gestärkt. In den Betreuungsgruppen sind so genannte Gesellschafterinnen zugegen. Dies sind Freiwillige, die eine 40-stündige Ausbildung und ein kleines Praktikum absolviert haben. Mittlerweile verfügt PRO DEM über einen Pool von 26 Gesellschafterinnen, die als „Kümmerer" einspringen. Durch die gemeinsamen Treffen wird die Familie des Kranken für jeweils drei Stunden entlastet. Es überrascht, wenn plötzlich verborgene Talente ans Licht kommen: Ein 84-jähriger Demenzpatient entlockte seiner Mundharmonika hübsche Melodien, andere Kranke zeigten beachtliches Maltalent. Es gibt bereits eine kleine Wanderausstellung der Gemälde, die in den Gemeinden präsentiert wird.

Aus alter Bäckerei wird ein „Mehrgenerationenhaus"

Eine weitere Errungenschaft von PRO DEM ist das Mehrgenerationenhaus. Zu diesem Zweck wurde das älteste Haus im Dorf – eine ehemalige Bäckerei – mit freiwilliger Hilfe von sechs Rentnern aufgemöbelt. Dort können sich nun die allein stehenden Demenzkranken der Region zum Frühstück, Mittagessen oder zu gemeinsamen Aktionen einfinden. Eine angestellte Person ist ganztags zugegen. In dem Haus wird gemeinschaftlich gekocht und gebacken. Zu den Helfern in der Küche gehören gesunde und kranke Senioren. Neuerdings beherbergt das Haus auch eine kleine Kindertagesstätte. Dabei zeigt sich erneut, wie gut Kinder und alte Leute zusammenpassen, wie unbekümmert sie aufeinander zugehen. Neben dem Haus ist eine betreute Wohngemeinschaft für Demenzkranke entstanden.

Messbare Besserung der Kognition

Zehn PRO DEM-Teilnehmer und 22 Nichtteilnehmer wurden im Rahmen einer Begleitforschung nach ca. einem Jahr

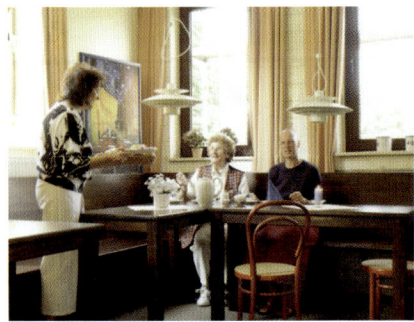

Abbildung 12: PRO DEM stellte eine ehemalige Bäckerei allein stehenden Demenzkranken als Treffpunkt zur Verfügung.

kognitiven Tests unterzogen (Tabelle 4). In der Gruppe der teilnehmenden Patienten zeigte sich nach elf Monaten auf der TFDD-Skala ein Absinken um 0,5 Punkte. Das bedeutet, dass sich die Verschlechterung in Grenzen gehalten hat. In der Vergleichsgruppe mit rein medikamentöser Behandlung ohne soziale Intervention war die Punktzahl um 2,5 abgesunken. Diese Patienten haben sich also trotz Medikation in ihrer Hirnleistung deutlich verschlechtert. Auf Grund der kleinen Kollektive können die Ergebnisse jedoch nur als Anhaltspunkte betrachtet werden.

Alle drei Monate ein Newsletter

Das PRO DEM-Netzwerk existiert seit 1999 und ist seit 2002 ein eingetragener Verein. Alle drei Monate wird ein Newsletter herausgegeben. Der Verein erhält Gelder vom Land, den Pflegekassen und den Betroffenen. Im Betreuungsnetz sind derzeit 125 Demenzkranke, die bei ihren Familien leben. Weitere 350 Demenzkranke der Region sind in stationären Einrichtungen untergebracht. Die Zahl der noch unentdeckten Dementen wird auf über 100 geschätzt.

Ergebnis einer Begleitstudie

	Testergebnis (erreichter Punktwert im Durchschnitt)*		
	Erste Untersuchung	Zweite Untersuchung	Differenz
PRO DEM-Teilnehmer (n = 10)	20,2	19,7	-0,5
Nicht-Teilnehmer (n = 22)	21,4	18,9	-2,5

*gemessen mit TFDD (Test zur Früherkennung von Demenzen mit Depressionsabgrenzung)

Tabelle 4: Demenzkranke, die in einem kommunalen Netzwerk versorgt werden, bauen kognitiv im Laufe eines Jahres weniger ab als Patienten, die nicht daran teilnehmen.

Fallbeispiel Frau S.:
Die ganze Familie im Clinch ...

Ich sah Frau S. (87) erstmals im Mai 2004, als ich kassenärztlichen Notdienst machte. Sie war zu Hause gestürzt. Wegen des Verdachts auf Unterarmfraktur stellte ich sie dem regionalen Krankenhaus zum Röntgen vor. Als ich die Familie nach dem Hergang des Sturzes fragte, weckten die Antworten bei mir den Verdacht auf Demenz bei Frau S.. Dies hatte ich auch geäußert. Einige Wochen später besuchten Sohn und Schwiegertochter eine Selbsthilfegruppe, um sich Infos zu holen. Die Fraktur der alten Dame war mit einem Gips versorgt worden, eine Operation sollte folgen.

Zwischenzeitlich fuhr der Sohn mit seiner Mutter zum Nervenarzt, der die Demenz bestätigte. Frau S. wurde dann am Handgelenk operiert und einer Reha zugeführt. Der Aufenthalt in zwei großen Krankenhäusern summierte sich zu sieben Wochen. Die Hirnleistungstests der Patientin zeigten damals ein Auf und Ab.

Die Familie beauftragte mich, die Weiterbehandlung zu übernehmen. Beim Hausbesuch spürte ich starke Spannungen zwischen Mutter und Sohn. In der Selbsthilfegruppe hat der Sohn dann gelernt, wie die Mutter effektiver zu versorgen ist: mittels Pflegedienst, Essen auf Rädern, Hausumbau. Alles wurde schnellstens in die Tat umgesetzt – einschließlich der Windelhöschen. Nach einiger Zeit schien Ruhe im Haus einzukehren. Im September wurde ich dringend zum Hausbesuch bestellt, weil wieder alles drunter und drüber gehe.

Der 94-jährige Bruder der Kranken war mit seiner Tochter bei der Schwester zu Besuch gewesen und hatte alle Hilfsmaßnahmen einschließlich der Windelhöschen für unsinnig erklärt und z.T. handgreiflich beseitigt. Daraufhin hatte sich die gleiche Spannung zwischen Mutter und Sohn aufgebaut wie am Anfang. Die Patientin war sehr unruhig, ihr Blutdruck erhöht und es bestand Sturzgefahr. Mir gelang es nicht, beruhigend und ordnend einzugreifen. Besser kam die Tonart der PRO DEM Koordinatorin an, die der Sohn eingeschaltet hatte.

Zwei Tage später tauchte in meiner Sprechstunde unangemeldet die Nichte der Patientin auf. Sie wollte den Krankenhausbericht zum „alten" Hausarzt tragen, da ich ja nur Unruhe gestiftet hätte. Nach einem Telefonat mit dem Kollegen stellte sich heraus, dass in dieser Großfamilie ein langjähriger Familienstreit herrscht, der auf Erbauseinandersetzungen basierte. Wohl aus diesem Grund hatte der Kollege seine Versorgung auf das Notwendigste beschränkt. Versuchsweise wollten wir Frau S. gemeinschaftlich betreuen. Die zuvor recht einsame Patientin ging nun mit einer Nachbarin in eine Betreuungsgruppe. Hirnleistungstests zeigten eine Stabilisierung der kognitiven Funktion, zumal die alte Dame auch Antidementiva erhielt. Jetzt wohnt Frau S. im neu eröffneten Heim ihres Dorfs – zusammen mit drei Bekannten aus ihrer Nachbarschaft. Sie fühlt sich dort wohl und will gar nicht mehr weg!

Fazit

Die Alzheimer-Demenz ist eine Erkrankung des gesamten Familiensystems. Die kognitive Beeinträchtigung und erhebliche Verschlechterung des Kurzzeitgedächtnisses hatte – bei Akzentuierung der eher querulatorischen Persönlichkeit von Frau S. – dazu geführt, dass in der Großfamilie ein jahrelanger Streit entstanden war. Da keiner das Krankhafte in dem Streit sah, wurde auf einem bewährten Schlachtfeld gekämpft: dem der Erbmasse. Vermögensbesitzerin war die Demenzpatientin. Ihr Ja und Nein, ihr Hü und Hott hatte in der Familie des Bruders Hoffnungen auf ein Erbteil geweckt, was rechtlich wohl durch nichts zu begründen war. So geriet die ganze Familie in einen schweren Clinch. Als Folge des Streits war es zu den Blutdruckschwankungen, Stürzen und der fortschreitenden Demenz von Frau S. gekommen.

Sozialpsychologische Maßnahmen, Medikamente

Was erwarten Pflegekräfte von der Alzheimer-Therapie?

MScN Christine Riesner

Menschen mit Demenz erleiden immense Verluste an Lebensqualität, geraten in wachsende Abhängigkeit und stehen unter emotionalem Stress. Für die Pflegekräfte wird nicht nur die erschwerte Verständigung zum Problem. Sie geraten selbst unter Stress, wenn der Patient agitiert umherläuft, ständig ruft oder aggressiv reagiert. Benötigt wird ein therapeutisches Gerüst, von dem alle profitieren. Es besteht aus sozialpsychologischen sowie medikamentösen Maßnahmen. Menschen mit Morbus Alzheimer haben ein besonderes Bedürfnis nach Trost, Bindung, Beschäftigung, Einbeziehung und Identität.

Sinnvoll sind Therapiemaßnahmen bei Demenz nur dann, wenn sie den Leidensdruck mindern und die Lebensqualität erhöhen. Das gilt in erster Linie für die betroffene Person, aber auch für die Angehörigen und professionell Pflegenden. Dabei muss allen Beteiligten klar sein, dass keine Therapieform die Alzheimer-Demenz heilen kann. Die Behandlung umfasst medikamentöse, psychologische und soziale Maßnahmen. Medikamentöse Therapien sind bei korrekter Dosierung und Kontrolle sinnvoll, weil sie z.B. die Hirnleistung des Betroffenen für gewisse Zeit verbessern können, kognitive Verluste mindern und damit den Leidensdruck des Erkrankten abschwächen. Sozialpsychologische Therapien unterstützen vor allem die psychischen Bedürfnisse des Kranken und vermindern den emotionalen Stress.

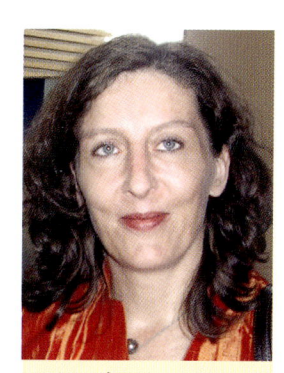

MScN Christine Riesner

Agitation bis Depression als Ausdruck von Stress

Menschen mit Demenz erfahren vielfältige Verluste und Einschränkungen. Eine eigenständige Lebensführung ist immer weniger möglich und Alltagshandlungen können nicht mehr selbstständig durchgeführt werden. Gegenwartserleben und Erinnerung fließen ineinander, das Gedächtnis wird lückenhaft und die sprachliche Mitteilung ist zunehmend eingeschränkt. Daraus resultiert eine ansteigende Abhängigkeit des Betroffenen.

Der Leidensdruck Pflegender
• Die Verständigung ist erschwert.
• Der emotionale Stress belastet und bewirkt Affektansteckung.
• Die eigenen Handlungen erscheinen sinnlos, es entsteht Stress und Burn-out.

Tabelle 5: Leidensdruck erleben nicht nur die Patienten, sondern auch die Pflegekräfte.

Nicht eingeschränkt ist bei Alzheimer-Erkrankten hingegen das emotionale Erleben. Es tritt im Zuge der nachlassenden kognitiven Kontrollfunktionen sogar deutlicher hervor. Der Kranke hat das Gefühl, ein unzuverlässiges Gehirn zu haben, und empfindet, dass er sich nicht mehr auf sich selbst und andere verlassen kann. Er fühlt, was alles nicht mehr funktioniert und spürt genau, ob ihm jemand wohlgesonnen ist oder nicht.

Die Forderung nach mehr Krankheitseinsicht kann der Betroffene nicht erfüllen. Denn gerade Krankheitseinsicht setzt eine beachtliche kognitive Leistung voraus. Stattdessen dominiert emotionaler Stress, der sich in Agitation bis Depression ausdrücken kann. Unter Verhaltensweisen wie agitiertem Umherlaufen, aggressivem Gebaren oder Apathie leiden alle Beteiligten: sowohl die Person mit Demenz als auch die Angehörigen und die Pflegekräfte (Tabelle 5).

Dem Leben an Demenz erkrankter Personen Sinn geben

Um den emotionalen Stress und die Trauer oder Wut der Person mit Demenz zu mindern, sind ihre spezifischen inneren Bedürfnisse zu beachten. Sie braucht Trost als Anerkennung für ihre Verluste, Bindung zu konkreten Personen und Beschäftigung, um dem Leben trotz Behinderung Sinn zu geben (Tabelle 6). Sie braucht Gemeinschaft und einen sicheren Platz in der Gruppe. Und sie benötigt Identität – sie muss spüren, weiterhin einen persönlichen Wert zu besitzen. Die Ich-Struktur wird im Krankheitsverlauf brüchiger; isolierte Menschen verlieren ihre Ich-Struktur weit schneller. Ein Du als Gegenüber stärkt die Persönlichkeit. Damit sich eine Person mit Demenz wohl fühlt, hilft ihr ein Umfeld, in dem Unwägbarkeiten abgefedert werden und die Behinderung nicht zu sinnlosem Leben führt. Wichtig ist eine Beziehungs- und Umfeldgestaltung, die ihrer Psyche gerecht wird.

Die Biografie im Blick haben

Eine gelungene Alzheimer-Therapie nimmt die Persönlichkeit und Biografie der Person mit Demenz ins Blickfeld. So lassen sich Verhaltensweisen des Betroffenen besser verstehen und geeignete Zugangswege finden. Dies ist in erster Linie eine pflegerische Aufgabe. Der ärztliche Blick achtet auf den Gesundheitszustand und auf neurologische Behinderungen. Es ist z.B. zu eruieren, welche Ursachen Verwirrtheitszuständen zu Grunde liegen und ob eine Depression besteht. Hat ein Patient Schmerzen, so kann auch dies zu herausforderndem Verhalten führen. Ferner verstärkt beeinträchtigtes Sehen und Hören die Desorientierung. Sieht der Patient nicht die Mimik seines Gegenübers, weiß er nicht, ob er böse oder wohlwollend angeblickt wird. Pflegekräfte erhoffen sich eine effektive Zusammenarbeit mit dem Arzt, weil pflegerische und ärztliche Aufgaben hier zusammenwirken!

Wenn die Lebensqualität der Person mit Demenz im Zentrum steht, müssen medikamentöse und sozialpsychologische Therapien ineinander greifen (Abbildung 13). Zur Gruppentherapie eignen sich Personen mit Demenz, die andere Personen noch wahrnehmen und interagieren können. Eine begleitende medikamentöse Behandlung kann darauf einwir-

Bedürfnisse und Einschränkungen bei Demenz

Bedürfnisse
Verbesserung der Lebensqualität durch erhöhte psychologische Bedürfnisse nach
- Trost
- Bindung
- Einbeziehung
- Beschäftigung
- Identität

Einschränkungen
- Verluste durch kognitive Einschränkungen
- Emotionaler Stress durch Erleben der kognitiven Verluste und mangelnde Orientierung

Tabelle 6

ken, dass die Interaktion in der Gruppe lange gelingt. Deutlicher eingeschränkte Personen mit Demenz profitieren eher von Einzelinterventionen. Medikamentöse Therapien ohne sozialpsychologische Maßnahmen tragen wenig zur Steigerung der Lebensqualität bei. Erfährt der demenziell erkrankte Mensch keine Begleitung im psychosozialen Bereich, werden sich auch leichtere demenzielle Einschränkungen negativ auf sein Befinden auswirken.

Die Ganzwaschung ist nachrangig

Bei der Pflege von Personen mit Demenz darf es nicht nur um körperbezogene Verrichtungen gehen. Vielen zu Pflegenden ist es ziemlich gleichgültig, ob Ganzwaschungen erfolgen und ob die Zehenzwischenräume schön sauber sind. Es kann sogar zu Ringkämpfen und einem zehnminütigen Streit kommen – der Kranke leistet hartnäckigen Widerstand und gewinnt in der Regel. Mit rein körperbezogenen Pflegeleistungen wie Waschen, Kämmen und Essenreichen werden die Pflegenden dem Gegenüber nicht gerecht. Die erkrankten Menschen wehren sich zu Recht gegen eine Pflege, die sie zum Objekt macht, sie brauchen Begleitung,

Sozialpsychologischer Verständnisrahmen der Demenz

- Biografie
- Persönlichkeit
- Somatische Gesundheit
- Sozialpsychologische Umfeldgestaltung
- Neurologische Behinderung

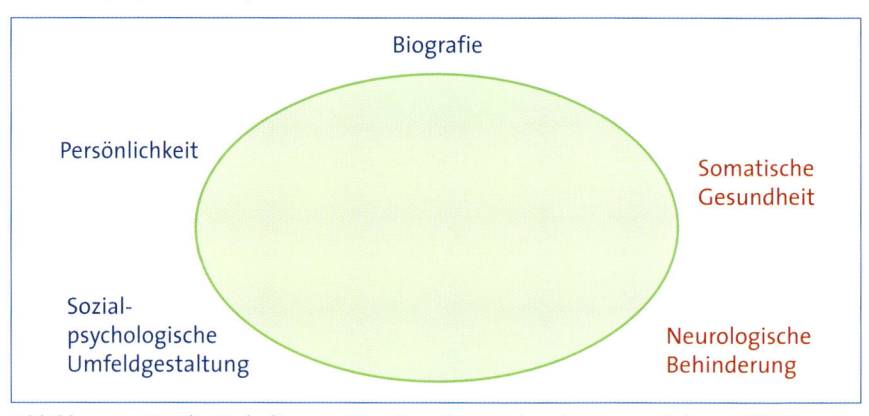

Abbildung 13: Um die Verhaltensweisen eines Demenzkranken zu verstehen, sollte der Pflegende auch die Biografie und Persönlichkeit des Patienten kennen.

Betreuung und Bindung. Gerade an Alzheimer erkrankte Menschen fühlen, wie die Umwelt auf sie reagiert, und haben ein deutliches Gespür dafür, wenn sie nicht mehr ernst genommen oder nicht einbezogen werden. Hilft eine Therapie dem erkrankten Menschen, dann zieht auch die Pflegekraft Nutzen daraus, da der Arbeitsalltag und die Kontaktaufnahme zum Patienten erleichtert werden.

„Ich muss einkaufen, die Kinder warten"

Eine typische Kasuistik, die alle Beteiligten in Stress versetzen kann:

> Eine 86-jährige Dame mit Demenz sitzt still und zurückgezogen im Aufenthaltsraum einer stationären Einrichtung. Am späteren Nachmittag steht sie plötzlich auf und sagt, sie will nach Hause. Sie müsse einkaufen, die Kinder warteten schon. Sie fragt die Mitarbeiter nach ihrer Handtasche und sucht die Tür. Ihr Rufen nach Hilfestellung wird immer eindringlicher: „Ich kann nicht mehr hier bleiben. Ich kann meine Kinder nicht allein lassen und ich muss doch noch einkaufen. Wenn Sie mich nur um die Ecke begleiten. Es ist nicht weit ..." Die alte Dame ruft, klagt, schreit, will wieder die Rolle der versorgenden Mutter übernehmen und zurück ins Leben, das Sinn machte. Doch ganz real ist das Bild dieses Zuhauses, das ihr vor Augen steht, auch für sie nicht; es ist ein brüchiges Bild – ebenso brüchig wie ihre Gegenwart im Heim. Die alte Dame weiß nicht, wo sie jetzt ist, aber sie hat ein Bild davon, wo sie eigentlich hingehört und dass es ihr in der Rolle der sorgenden Mutter besser ging als jetzt. In dieser Rolle fand sie Anerkennung, sie hatte etwas Sinnvolles zu tun. Die Pflegekräfte spüren den Stress, in dem sich die Frau befindet, und können davon angesteckt werden. Zum Konflikt kommt es insbesondere dann, wenn die Realität der Pflegenden gegen die Sicht der alten Dame gestellt wird. Notwendig ist hier die Kenntnis der Biografie, ein verstehendes Zugehen und Reflektieren über Möglichkeiten, dem Leben dieser alten Dame im Heim einen Sinn zu geben.

Solche alltäglichen Situationen sind schwierig. Wie findet die Schwester jetzt Zugang zur Patientin und kann sie beruhigen? Hier ist gemeinsame Reflektion hilfreich: Was will sie mit ihrem Verhalten sagen? Wie fühlt sich die Dame in dieser Situation? Sind die Emotionen der Frau Ausdruck der vielen erlebten Verluste, der schicksalhaften Abhängigkeit, der verlorenen Souveränität? Was kann getan werden, um ihre Lebensqualität zu verbessern?

Je mehr die Verständigung durch Sprache mit dem erkrankten Menschen erschwert ist, desto bedeutsamer sind nonverbale Techniken, um Kontakt zu schließen. Der Person mit Demenz soll Ruhe und Sicherheit vermittelt werden, dies gelingt jedoch nur, wenn man sich im Kontakt tatsächlich sicher fühlt.

Leidensdruck der Pflegenden

In der Pflege und Betreuung von Menschen mit Demenz kann auch für die Pflegenden Leidensdruck entstehen, wenn sie auf diese anspruchsvolle Aufgabe nicht vorbereitet sind: Das eigene Tun erscheint ihnen dann womöglich sinnlos, sie empfinden Stress und sind vom Burn-out-Syndrom bedroht. Oft hängt es für die Pflegenden von den organisatorischen Rahmenbedingungen ab, ob ihr beruflicher Alltag Sinn erhält. Hilfreich ist ein Umfeld, in dem der Auftrag der Organisation sich auf die Betreuung und Pflege demenzerkrankter Menschen ausrichtet. Erlebt der Patient Momente der Zufriedenheit, des Glücks und Sinns in seinem Alltag und fühlt er sich getragen, dann erleben auch die Pflegenden einen sinnvollen Alltag. Ebenso profitieren die Angehörigen davon.

Um sich vor Überforderung zu schützen, sollten Pflegende dran denken: „Ich kann es nicht allein tun!" Wichtig ist ferner die deutliche Trennung zwischen Freizeit und Beruf.

Supervision von Nutzen? – Pro und Contra

Supervision und Reflexion des eigenen Verhaltens seien notwendig, wenn die Betreuung Demenzkranker gelingen solle, ergänzte Frau Riesner. Schließlich gebe es im pflegerischen und ärztlichen Bereich genügend Belastungssituationen, die den Sinn von Supervision unterstrichen. Prof. Kossow lenkte ein: „Das soll jeder selbst entscheiden!" Schwierige Alltagssituationen können auch durch Rollenverständnis und eingeübten Rollenwechsel entlastet werden. Supervision hat zwei Gefahren: Erstens frisst sie den Rest der Erholungszeit und kann je nach Wohnort eine „Halbtagesreise" bedeuten – zwei Stunden hin, zwei Stunden in der Gruppe, zwei Stunden zurück. „Dies sind sechs Stunden pro Woche oder pro vierzehn Tage, die zusätzlich weg sind." Zweitens birgt Supervision die Gefahr der Akademisierung, der formalen Kontrolle und der Abkehr vom Verständnis. Sehr schnell kann nämlich in einem Verwaltungssystem aus Supervision ein Kontrollsystem werden. Dafür gibt es viele Beispiele, so Prof. Kossow: Etwa der Wandel vom vertrauensärztlichen zum medizinischen Dienst – von Begleitung zu Kontrolle!

Im Klartext: Erfolgt die Supervision mit Zustimmung und Willen des Betroffenen, dann ist das eine gute Sache. Wird sie jedoch als Obligatorium gefordert, z.B. als Qualitätsvoraussetzung für bestimmte Leistungsübernahmen, dann ist dringend davor zu warnen.

Altersdemenz
Das Problem der häuslichen Pflege

ROSEMARIE DRENHAUS-WAGNER

Die Demenz verändert nicht nur die Lebenswelt des Kranken, sondern auch grundlegend das Leben des Angehörigen, der die Pflege übernimmt. Die nächsten Angehörigen sind die zweiten Opfer der Demenz und brauchen selbst dringend Hilfe, um ihrer schweren Aufgabe für längere Zeit gerecht zu werden. Zu den körperlichen und seelischen Überlastungen treten oft noch finanzielle Sorgen. Eine dauerhafte Begleitung und zeitweise Entlastung durch eine Alzheimer-Gesellschaft vermittelt Sicherheit und gewährt wieder ein Stück persönlichen Freiraum. Geht es dem Angehörigen gut, fühlt sich auch der Kranke wohl!

Zu Beginn der Demenz weiß in der Regel weder der Kranke noch der Angehörige, dass ein ernsthaftes Leiden vorliegt. Aus dieser Unkenntnis heraus reagiert der Angehörige falsch auf veränderte Verhaltensweisen wie z.B. Beschuldigungen, die ihm entgegengebracht werden. Aufreibende und fruchtlose Diskussionen können beim Kranken Aggressionen auslösen (Tabelle 7). Versäumnisse und Verweigerungen des Kranken versteht der Angehörige als irritierende Unaufmerksamkeiten oder gar Böswilligkeiten. Diese können ihn zur Verzweiflung treiben und sogar den Wunsch nach Trennung hervorrufen.

Rosemarie Drenhaus-Wagner

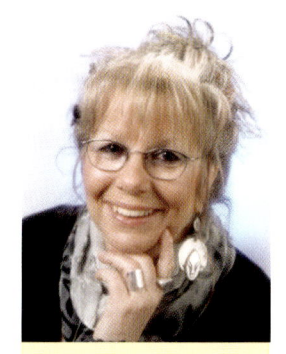

Das ausgeprägte Vermeidungsverhalten des Kranken und seine Neigung, Fehlleistungen zu vertuschen oder anderen anzulasten, wird auch vom sozialen Umfeld missverstanden. Dies führt zu weiteren Spannungen (Tabelle 8). Die Nachbarn ärgern sich beispielsweise, wenn ihr Grüßen nicht mehr erwidert wird.

Quälende Schuldgefühle und Scham

Bis zur Diagnose können Jahre vergehen, zumal die Betroffenen meist erst sehr spät zu einem Facharztbesuch bereit sind. Kommt es schließlich zur Diagnose Demenz, empfindet der Angehörige nun quälende Schuldgefühle für sein vorheriges Unverständnis. Aus Scham vor der häufig noch stigmatisierten Krankheit versucht der Angehörige mit großen Anstrengungen, ein Bild aufrechtzuerhalten, das dem nunmehr demenzkranken Ehemann oder der Ehefrau in gesunden Jahren entsprach. Unbegründete Hoffnungen und Bemühungen, etwa durch ein Gedächtnistraining den früheren Zustand wiederherzustellen, überfordern letztendlich beide. Wegen des ausbleibenden Erfolgs zieht sich der Angehörige ratlos und hilflos mit dem Kranken zurück.

Zunehmende Vereinsamung des Pflegenden

Nun beginnt ein Prozess der Vereinsamung. Im weiteren Krankheitsverlauf gehen beide einen schmerzhaften Weg, der sie aus der gemeinsamen Vertrautheit in die gegenseitige Fremdheit führt. Bis zur völligen Selbstaufgabe muss der An-

Situation des Angehörigen zu Beginn der Demenz
Unkenntnis und Unverständnis führen zu
■ falschen, aufreibenden Reaktionen (z.B. Diskussionen, Beschuldigungen, Aggressionen)
■ Fehleinschätzungen und Missverständnissen (Verzweiflung, unter Umständen Scheidungswunsch)
■ Spannungen im weiteren sozialen Umfeld
■ Schuldgefühlen nach der Diagnose

Tabelle 7: Der schleichende Beginn einer Demenz wird meist verkannt und führt zu Missverständnissen.

Situation des Angehörigen im weiteren Verlauf der Demenz
■ gegenseitige Entfremdung ■ ständiges Abschiednehmen ■ als Hilfs-Ich (Sicherheitsgurt/Rettungsinsel) zum Ausgleich der Defizite gefordert bis zur völligen Selbstaufgabe ■ Rollenübernahmen und Rollenwechsel ■ Verlust jeden persönlichen Freiraums

Tabelle 8: Im weiteren Verlauf der Demenz muss der Angehörige schmerzliche Erfahrungen hinnehmen.

gehörige quasi als „Hilfs-Ich" die zunehmenden Defizite des Kranken ausgleichen, um ihm Halt und Sicherheit zu geben. Dabei muss der Angehörige nicht nur die früheren Rollen des Erkrankten übernehmen, sondern auch noch eine völlig neue Rolle: die eines Elternteils.

Pflegenden Ehepartnern, besonders Hochbetagten, fällt es schwer, ihr Leben und ihre Wertvorstellungen radikal zu verändern. Hinzu kommt das Problem, dass dem Angehörigen zu der immer notwendiger und intensiver werdenden Pflege meist jegliche Ausbildung fehlt. Die Folgen sind körperliche und seelische Überlastungen, die psychosomatische Beschwerden auslösen. Depressive Gefühle und Zukunftsängste sind nicht unbegründet. Denn lieb gewordene Vorstellungen eines erfüllten gemeinsamen Alters weichen finanziellen Sorgen und einem mühsamen Kampf mit Kassen, Ämtern und Behörden – z.B. um eine Pflegestufe durchzusetzen.

Auf Schritt und Tritt „verfolgt"

Wie schwierig sich der Lebensalltag des Kranken und des Angehörigen gestaltet, hängt von den konkreten Defiziten des Demenzpatienten ab. Viele eigenartige Verhaltensweisen wie z.B. das ständige Wiederholen der gleichen Frage sind in kognitiven Leistungseinbußen begründet. Ständig angesprochen und auf Schritt und Tritt „verfolgt" zu werden, zehrt an den Kräften. Es erfordert zudem einen schwierigen Lernprozess, es nicht persönlich zu nehmen, wenn der Kranke seine eigene Leistungsunfähigkeit dem Angehörigen anlastet. Sonst kommt es zu enormen Verstimmungen. Zudem müssen große Enttäuschungen verkraftet werden, wenn der Kranke wichtigen Festtagen oder Geburtstagen keine Bedeutung mehr beimisst und die aufopferungsvolle Hilfe nicht dankt. Fehlende Anerkennung kann im Burn-out-Syndrom des Pflegenden enden.

Wenn der Kranke die Toilette nicht mehr findet

Zeitliche Desorientierung des Kranken führt häufig zu einem gestörten Tag/Nacht-Rhythmus und zu chronischem Schlafmangel des Angehörigen. Für den Kranken werden Momente zur Ewigkeit. Selbst kurze Besorgungen – wie der tägliche Einkauf – müssen vom Pflegenden unter Zeitdruck erledigt werden. Wegen der örtlichen Desorientierung finden sich Demenzkranke sogar in vertrauter Umgebung nicht mehr zurecht. Verlaufen sie sich, führt das zu aufwendigen und nervenaufreibenden Suchaktionen. Schließlich wird selbst in der eigenen Wohnung die Toilette nicht mehr gefunden und der Kranke muss ständig beobachtet werden. Vielen Situationen geht der Angehörige ab jetzt aus dem Weg, etwa dem gemeinsamen Einkauf im Supermarkt. Er gerät schnell unter Diebstahlverdacht, wenn der Kranke Waren einfach an sich nimmt, statt sie in den Einkaufskorb zu legen. Ist die Desorientierung so weit fortgeschritten, dass selbst der pflegende Ehepartner nicht mehr erkannt wird, tritt tiefe Trauer ein. Es schmerzt furchtbar, wenn der Kranke fragt: „Wer sind Sie?" „Was machen Sie in meiner Wohnung?"

„Morgen gehe ich ins Krankenhaus zur Gallenoperation. Da freue ich mich schon drauf. Da kann ich endlich mal wieder ruhig schlafen und muss mich um nichts kümmern."
Zitat einer pflegenden Ehefrau

Ambivalenz zwischen Zuneigung und Wut

Stimmungslabilität und unkontrollierte Gefühlsausbrüche schlagen sich mitunter in unangemessenem Verhalten wie Jähzornausbrüchen oder Autoaggressionen nieder. Um solche Affekte vor der Öffentlichkeit zu verbergen, zieht sich der Angehörige in die eigenen vier Wände zurück. Die Isolationstendenz wird noch verstärkt durch den Rückzug von Freunden und Bekannten. So entsteht beim pflegenden Angehörigen das Gefühl, eingesperrt zu sein. Die Stimmungen und Handlungen des Kranken wirken sich auf die Emotionen und Verhaltensweisen

Was hilft dem Angehörigen?
■ Diagnose, Beratung, Vermittlung (Gewissheit, Orientierung, praktische Hilfen)
■ medikamentöse Therapie (erhöht die Lebensqualität beider und verzögert Heimeinweisung)
■ finanzielle Hilfen (Zukauf von Entlastung)
■ nicht-medikamentöse Therapie (verzögert den Krankheitsfortschritt)
■ Begleitung, Entlastung (Sicherheit, Freiraum)

Tabelle 9: Was die Angehörigen brauchen, ist Rat, Therapie und praktische Hilfe!

des Angehörigen aus. Dessen Gefühlsambivalenz zwischen Zuneigung und Wut führt nach Beendigung der Situation zu Schuldgefühlen und Selbstvorwürfen. Der ständige Kampf zwischen Verstehen und Verletztwerden überfordert auf Dauer jeden Angehörigen.

Schlimmster Verlust: Das Verstummen des Partners

Das allmähliche Verstummen des wichtigsten Gesprächspartners wird von vielen pflegenden Ehepartnern als schwerwiegendster Verlust empfunden. Die Folge ist weitere Vereinsamung. Alle Bedürfnisse und Gefühle des Kranken müssen von nun an erraten werden. Sind diese nicht klar erkennbar, fühlt sich der Angehörige rat- und hilflos. Die fehlende Redepraxis verunsichert den Angehörigen auch in Situationen, in denen er gegenüber Dritten seine Interessen durchsetzen muss.

Der in der Regel erst spät einsetzende körperliche Kontrollverlust des Kranken macht sich in allmählicher Immobilität bemerkbar. Die Bewegungseinschränkungen sind eine Belastung für die Mobilität des Angehörigen und verlangen ihm schwers-

> **Hilfsangebote über ganz Berlin verteilt**
>
> Frau Rosemarie Drenhaus-Wagner ist Gründerin und 1. Vorsitzende der Alzheimer Angehörigen-Initiative e.V., Reinickendorfer Str. 61, 13347 Berlin (Tel.: 030 / 47 37 89 95). Diese Initiative bietet eine Vielzahl von Hilfsangeboten bis hin zu zehntägigen betreuten Urlauben für Kranke und Angehörige. Über ganz Berlin verteilt wird häusliche Entlastungsbetreuung durchgeführt. Es gibt zwölf Gesprächsgruppen für pflegende Angehörige. Die Zahl der Demenzkranken in Berlin wird auf rund 40 000 geschätzt.

te körperliche Anstrengungen ab. Dies kann zu massiven Beschwerden, etwa zu Rückenschmerzen, führen. Unvermögen des Kranken bei der Nahrungsaufnahme und Körperpflege erfordern so viel Einsatz des Angehörigen, dass ihm kaum noch Zeit für eigene Aktivitäten bleibt.

Ekelgefühle bei Inkontinenz

Wird der Demenzkranke auch noch inkontinent, ist für viele Angehörige der Augenblick gekommen, den Kranken der stationären Pflege anzuvertrauen. Angehörige, die ihren Widerwillen oder Ekel überwinden, leiden an der krankheitsbedingten Veränderung der Wohnung, die nun folgt. Wenn Kranke unter Stuhl- oder Harninkontinenz leiden, sind Teppiche zu entfernen und Inkontinenzhilfsmittel wie Bettschüsseln bereitzustellen. Auch dürfen beispielsweise keine schönen Vasen oder andere Gegenstände mehr im Weg stehen.

Angehörige brauchen Rat und Hilfe!

Fazit: Die Angehörigen sind die zweiten Opfer der Demenz und brauchen dringend Hilfe, um ihrer schweren Aufgabe längere Zeit gerecht werden zu können (Tabelle 9). Mit einer möglichst frühzeitigen Diagnose und Therapie sollte eine weiterführende Beratung und Vermittlung praktischer Hilfen einhergehen, die dem Angehörigen Gewissheit und Orientierung für den weiteren Weg geben. Die Kombination aus medikamentösen und nicht-medikamentösen Therapiemaßnahmen erhöht nicht nur die Lebensqualität beider, sondern kann außerdem die Heimeinweisung verzögern. Hierzu bedarf es auch finanzieller Hilfen, die den Zukauf von Entlastung ermöglichen. Eine dauerhafte Begleitung und zeitweise Entlastung durch eine Alzheimer-Gesellschaft vermittelt Sicherheit und gewährt wieder ein Stück persönlichen Freiraum.

Neue soziale Kontakte

Die Teilnahme an fachlich geleiteten Gesprächsgruppen schafft nicht nur neue soziale Kontakte, sondern schult auch die Wahrnehmung für die veränderten Verhaltensweisen des Demenzkranken. Im Kreise anderer Betroffener können Angehörige sich aussprechen und erhalten wertvollen Rat, der ihnen hilft, Chancen und Freiräume für das eigene Leben und den Weg aus der Einsamkeit in die Gemeinsamkeit zu finden.

Eine weitere Möglichkeit zum „Auftanken" und gemeinsamen Erleben sind beispielsweise betreute Urlaube. Hier können die pflegenden Angehörigen ohne Sorgen um ihren Kranken ausspannen, die Betreuung den kompetenten Helfern überlassen und den Tag ganz nach Lust und Laune verbringen, Ausflüge machen, kuren, einkaufen oder bummeln gehen. Denn: Geht es dem Angehörigen gut, fühlt sich auch der Kranke wohl.

Laie als Betreuer im Fokus
Die DEGAM-Leitlinie „Pflegende Angehörige"

PROFESSOR DR. MED. GISELA CHARLOTTE FISCHER

Die neue Leitlinie „Pflegende Angehörige" geht auf somatische, emotionale und soziale Fragen der häuslichen Pflege ein. Berücksichtigt wird die Balance zwischen Wohlergehen der gepflegten und der pflegenden Person sowie des familiären Umfelds. Der Laie im Fokus einer Leitlinie – dies ist etwas Besonderes! Im Praxistest erwies sich die Leitlinie der Deutschen Gesellschaft für Allgemein- und Familienmedizin (DEGAM) als hilfreich für Hausärzte, Patienten und pflegende Angehörige. Ziel der DEGAM-Leitlinie: Die Stabilität der häuslichen Pflegesituation soll aufrechterhalten werden, solange dies für die pflegende Person tragbar, richtig und vertretbar ist.

Pflegende Angehörige sind vor allem die Kinder oder Partner des Pflegebedürftigen, mitunter auch die Enkel bei den Hochaltrigen. Eine kleine Studie, die anlässlich der Entwicklung der Leitlinie erfolgte, zeigte eindrucksvoll, mit welchen Personen welchen Alters wir es zu tun haben. Pflegende Ehemänner oder Ehefrauen sind manchmal selbst schon hochbetagt. Der große Schwerpunkt der Pflegenden liegt deshalb bei den Kindern. (Abbildung 15). Dieses Bild wird sich im Laufe der nächsten 20 bis 30 Jahre auf Grund des demographischen Wandels dramatisch verschieben. Es ist damit zu rechnen, dass rund 30 % aller Frauen in den westlichen Zivilisationen und speziell in Europa primär kinderlos bleiben. Dann fallen auch die Enkel weg und es tritt für die Pflegebedürftigen eine veränderte Situation ein.

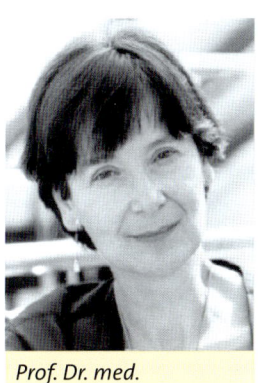

Prof. Dr. med. Gisela Charlotte Fischer

Die Erstellung einer Leitlinie für pflegende Angehörige erscheint zunächst gemessen an den Forderungen einer Evidenzbasierung schwer realisierbar. Es fehlen z.T. klinisch messbare Parameter, somit auch randomisierte, kontrollierte Studien. Therapeutische Interventionen sind überwiegend nicht in klinische Kategorien zu fassen, sondern erstrecken sich auf Beratung und Behandlungssteuerung. Aussagekräftige Studien liegen nur vereinzelt und zu Teilproblemen vor. Ferner ist zu hinterfragen, ob es überhaupt den Bedarf einer derartigen Leitline gibt. Diese und weitere Fragen wurden im Vorfeld sorgfältig geprüft. Dabei kam man zu dem Ergebnis, dass eine evidenzbasierte Leitlinie für pflegende Angehörige trotz des „weichen" Anliegens benötigt wird und die zu fordernden Kriterien erfüllt sind. Dies setzt voraus, dass die Prinzipien der evidenzbasierten Medizin voll ausgeschöpft werden, d.h. die wissenschaftli-

Altersverteilung Pflegebedürftige/Pflegende

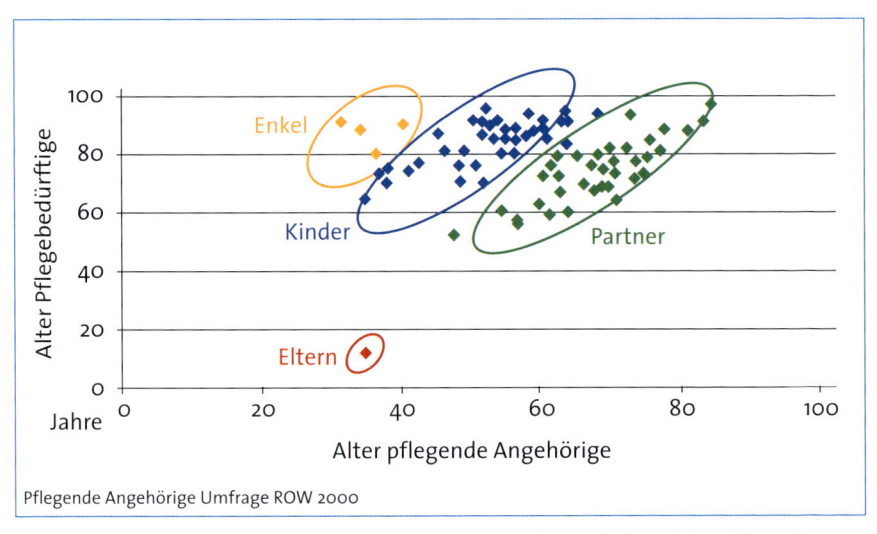

Abbildung 15: Vor allem die Kinder oder Partner übernehmen die häusliche Pflege alter Menschen, manchmal die Enkel. Bei der jetzt alten Generation ist es sehr häufig der gleichaltrige Ehepartner, der die Pflege leistet.

che Studienlage, zusätzlich aber auch die klinische Erfahrung und Patientenpräferenzen einschließt. Auf dieser Basis erarbeitete Empfehlungen erleichtern und verbessern die Behandlungsentscheidungen für Ärzte, Patienten und pflegende Angehörige. Eine Leitlinie speziell für pflegende Angehörige ist sowohl sinnvoll als auch machbar und in besonderem Maße schon durch ihre Fragestellung hausarztspezifisch.

Umfrage in Magdeburg

Derzeit existiert eine heterogene Versorgungsqualität der häuslichen Pflege. Die Expertenmeinungen (z.b. zum Thema Memory Clinic) sind unterschiedlich und manche Innovationen oder Hilfsmittel von unsicherem Wert. Hinzu kommen in der Realität schwierige, komplexe oder unklar erkannte Versorgungsprobleme und unbefriedigende Versorgungsergebnisse. Hier können Leitlinien Abhilfe schaffen! Im Rahmen der DEGAM-Leitlinien-Entwicklung lief eine Studie bei der Magdeburger Bevölkerung. Befragt wurden pflegende Angehörige nach der individuellen körperlichen und psychosozialen Pflegebelastung (Abbildung 16). Drei Viertel der Befragten fühlten sich sozial nicht mehr integriert, jeder Zweite hatte Schlafstörun-

Verstärkung der Beschwerden durch Pflegebelastung

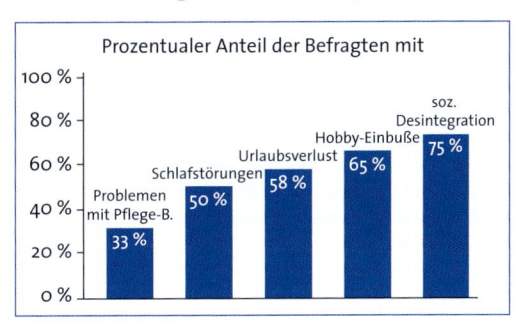

Prozentualer Anteil der Befragten mit

- Problemen mit Pflege-B. 33 %
- Schlafstörungen 50 %
- Urlaubsverlust 58 %
- Hobby-Einbuße 65 %
- soz. Desintegration 75 %

Erkrankung, Beschwerden	Häufigkeit	durch Pflege
Schwäche	60,6 %	+30 %
Rücken	59,6 %	+ 31 %
Kniebeschwerden	25,0 %	+ 8 %
Überforderung	24,0 %	+24 %
depressive Störungen	19,2 %	+45 %

Abbildung 16: Pflegende Angehörige leiden in hohem Maße unter sozialer Desintegration, Hobby-Einbuße, Urlaubsverlust und Schlafstörungen. Vorhandene Beschwerden bzw. Erkrankungen werden durch die Pflege teils drastisch verstärkt.

aus DEGAM-Leitlinie 2000

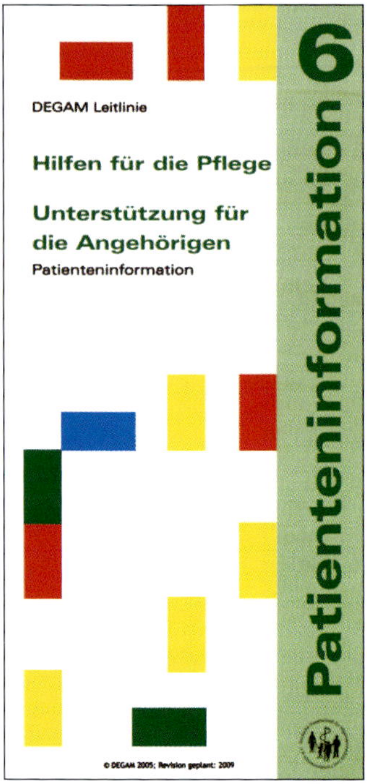

Abbildung 17: Zur neuen DEGAM-Leitlinie „Pflegende Angehörige" gehört eine Patienteninformation mit nützlichen Tipps und einer Adressenliste (www.degam.de).

gen, jeder Dritte gab Probleme mit der Pflege an. Bestehende Krankheiten der pflegenden Angehörigen verschlimmerten sich durch die Pflege. Vor allem depressive Störungen, Rückenbeschwerden und Schwächezustände nahmen zu. Von den Hausärzten wünschten sich die Befragten vorrangig Gespräche über ihre Erschöpfungszustände und Stimmungstiefs. Ferner wünschen sie sich Hilfestellung bei Beschwerden, Entlastung durch Reha-Maßnahmen, Auskünfte zu Fragen der Heimunterbringung.

Auch diese Ergebnisse unterstrichen den Bedarf nach Leitlinien für hausärztliche Basistätigkeiten – trotz hoher Heterogenität der Patienten, trotz Individualität der Hausärzte und trotz weicher Daten – wie Beratung und Umgang mit Patienten. Um pflegenden Angehörigen wirksam zu helfen, braucht es Entlastung durch Fremdhilfe, Gesprächsangebote, Verbesserung sozialer Strukturen und die Anerkennung der Pflegeleistung. Wichtigstes Anliegen der Leitlinie ist somit die Stabilität der häuslichen Pflegesituation.

Die familiäre Balance ist so lange aufrechtzuerhalten, wie dies für die pflegende Person tragbar, richtig und vertretbar ist.

Vier Tools erhältlich

Die DEGAM-Leitlinie „Pflegende Angehörige" liegt bereits vor und wird dazu beitragen, den Pflegenden nachhaltig zu helfen. Es ist gelungen, das Wenige, das durch Studien abgestützt ausgesagt werden kann, zusammenzutragen. Somit besteht für die herausgegebenen Empfehlungen eine gewisse Wahrscheinlichkeit, sich im Einzelfall günstig auszuwirken. Die neue Leitlinie zielt auf die Situation pflegender Angehöriger im Allgemeinen ab, unabhängig von einer bestimmten Diagnose. Erhältlich ist eine Langversion mit ausführlichen wissenschaftlichen Begründungen für die Empfehlungen, eine Kurzfassung für den Doktor und – ganz wichtig – ein Faltblatt für Pflegende mit Tipps und Informationen (Abbildung 17). Ferner gibt es einen Fragebogen für Pflegende, um anhand einer Pflege-Skala („HPS", Häusliche Pflege-Skala) die jeweilige Situation bewerten zu können. Eine eigene Demenz-Leitlinie der Deutschen Gesellschaft für Allgemeinmedizin und Familienmedizin ist noch in Bearbeitung und wird bald zur Verfügung stehen. Grundsätzlich werden DEGAM-Leitlinien zuerst im Praxistest an Patienten erprobt, bevor sie in die endgültige Fassung gehen.

Was sind die Inhalte der Leitlinie?

Inhalte der neu entwickelten Leitlinie sind u.a. Informationen zu abwendbar gefährlichen Verläufen, Tipps zur emotionalen und sozialen Stützung pflegender Angehöriger sowie Vorschläge zur Verminderung der Pflegebelastung bzw. Förderung der eigenen Gesundheit. Weiter gibt es für den Hausarzt Auskünfte in Sachen Anamnese und zu gezielten Fragen und Untersuchungen. Die Hausärzte sollten zum Beispiel bedrohliche Verläufe frühzeitig erkennen und rechtzeitig einer Dekompensation des Pflegenden vorbeugen. In Familien mit Hauspflege muss der zuständige Arzt erkennen, wann er sich vermehrt mit den pflegenden Angehörigen beschäftigen muss. Er kann dies nicht bei jedem Hausbesuch tun, doch gibt es ganz bestimmte Situationen, bei denen es in jedem Fall erfolgen sollte. Dazu gehört der Pflegebeginn. Im Fall eines halbseitig gelähmten Ehemanns ist zum Beispiel mit der Familie zu besprechen, ob sie überhaupt die Pflege auf sich nehmen will und kann. Die Angehörigen sollten – wenn sie es bejahen – dennoch die Möglichkeit offen halten bzw. sich mit dem Gedanken vertraut machen, die Pflege abzugeben, wenn es nicht mehr klappt.

Burn-out beim Pflegenden verhindern

Die DEGAM-Leitlinie gibt Auskunft darüber, was nicht passieren darf. Sie hat folgende abwendbar gefährliche Verläufe zum Thema:

- Dekompensation des Pflegenden
- gewalttätige Übergriffe oder Vernachlässigung (kann wechselseitig sein)
- bei Partnern: Erschöpfungsdepression, Suizid- und Suchtgefahr
- bei Kindern: Burn-out, Vernachlässigung übriger Bereiche (Ehepartner, Kinder, Beruf)
- Verletzungen/Überlastungen durch verbesserungsfähige Wohn- und Pflegebedingungen.

Anlässe für eine eingehende hausärztliche Beratung sind neben dem Pflegebeginn ein veränderter Pflegebedarf, Veränderungen in der Beziehung des pflegenden Angehörigen zum Pflegebedürftigen, Klagen über körperliche oder seelische Beschwerden und Auffälligkeiten Pflegender. Ein weiterer Anlass ist der Wunsch des Pflegenden nach medikamentöser Beruhigung des Gepflegten.

Gezielte Fragen des Hausarztes

Der Hausarzt sollte die pflegenden Angehörigen gezielt nach folgenden Themenkreisen befragen:
- Schmerzen, Funktionsstörungen durch die Pflege
- Stimmung, Schlaf, Erschöpfung, konsumierte Arzneimittel, Suchtmittel
- Beziehung zum Pflegebedürftigen
- Soziale Kontakte, Freizeit, Ausgleich bzw. Entlastung – welche Wünsche hat der Pflegende?
- Leistungsanspruch, Erwartung, Enttäuschung, Sinnfindung. Bilanzierung zwischen Erfüllung und Überlastung. Frage nach dem ideellen Gewinn.
- Wie hoch ist die Belastung durch die Pflege? Die häusliche Pflege-Skala kann beim Erfragen hilfreich sein (Tabelle 8).

Nach Feststellung der konkreten Situation sollte der Arzt auch die subjektive Sicht des Pflegenden und eventueller Helfer ermitteln. Wo sehen sie Handlungsbedarf? Wie lange kann das „System" noch aufrechterhalten werden? Ist eine

Hausärztliche Beratung auf verschiedenen Ebenen

Körperlich	Emotional	Sozial
Verminderung der Pflegebelastung	Stützung des Selbstwertgefühls	Finanzielle Sicherung
Förderung der Pflegenden – Gesundheit	Unterstützung des seelischen Gleichgewichts	Stabilisierung im sozialen Umfeld
	Konfliktbewältigung	Information

Abbildung 18: Der Hausarzt führt das Gespräch mit dem pflegenden Angehörigen auf unterschiedlichen Betreuungsebenen. Die Beratung sollte den somatischen, emotionalen und sozialen Bereich umfassen.

weitere häusliche Pflege überhaupt auf Dauer möglich? Sind externe Pflegekräfte einzubeziehen? Wo liegt das Hauptproblem, wo liegen Ursachenanteile? Besteht überhaupt ein Auftrag für Angehörige an den Hausarzt, im genannten Sinne tätig zu werden? Werden Änderungen von der Pflegefamilie gewünscht und akzeptiert?

Den Pflegenden begleiten

Das Gespräch (bzw. die Beratung) erfolgt auf drei verschiedenen Betreuungsebenen (Abbildung 18). Auf der körperlichen Ebene geht es um Verminderung der Pflegebelastung und Förderung der Gesundheit des Pflegenden. Auf der emotionalen Ebene stehen die Stützung des Selbstwertgefühls, die Anerkennung der Pflegeleistung, die Unterstützung des Gleichgewichts zwischen Geben und Nehmen, ferner die Konfliktbewältigung im Zentrum der Beratung. Der soziale Bereich umfasst die finanzielle Absicherung der Pflegebeziehung (z.B. Abklärung der Pflegestufe), die Stabilisierung im sozialen Umfeld und notwendige Informationen.

Betreuungsbedarf besteht häufiger in psychosozialen als in körperlichen Belangen, wie der Praxistest 2002/03 in

Hausarztpraxen der Region Magdeburg zeigte. Interventionen wurden als wichtig und hilfreich eingeschätzt. Auch die Prävention körperlicher und psychischer Probleme wird von pflegenden Angehörigen hoch bewertet. Der Zugang zu Informationsmaterial gilt als wichtig. Offenbar trägt die Leitlinie einem bisher ungedeckten Informationsbedarf in puncto Pflegeversicherung, Pflegestufe etc. Rechnung. Die am Praxistest beteiligten Autoren folgerten: Die Leitlinie ist in der Praxis praktikabel, ist hilfreich für die pflegenden Angehörigen und wird von den Ärzten akzeptiert. Sie wird auch von den Gepflegten selbst als hilfreich anerkannt, schließlich geht es um die Gestaltung ihrer Lebenswelt. In besonderer Weise kommt die Steuerfunktion des Hausarztes zum Tragen.

Selbstreflexion beim Gepflegten

Die DEGAM-Leitlinie wird dazu beitragen, dass von Angehörigen erbrachte Pflegeleistungen in höherem Maße durch die Hausärzte bzw. durch die Medizin Anerkennung finden. Die Pflegeperson rückt in neuer Form in die Aufmerksamkeit des Arztes. Aber auch beim Gepflegten, der vorher alle Hilfen vielleicht als selbstverständlich hinnahm und die Mühen nicht sah, kann es zu ganz neuer Selbstreflexion kommen!

Fragebogen zur „Häuslichen Pflege-Skala"
(ein Ausschnitt)

1. Durch die Pflege hat die Zufriedenheit mit meinem Leben gelitten.
2. Ich fühle mich oft körperlich erschöpft.
3. Ich habe hin und wieder den Wunsch, aus meiner Situation „auszubrechen".
4. Ich empfinde mich manchmal nicht mehr richtig als „ich selbst".
5. Mein Lebensstandard hat sich durch die Pflege verringert.
6. Durch die Pflege wird meine Gesundheit angegriffen.
7. Die Pflege kostet viel von meiner eigenen Kraft.
8. Ich fühle mich „hin- und hergerissen" zwischen den Anforderungen meiner Umgebung (z.B. Familie) und den Anforderungen durch die Pflege.
9. Ich sorge mich auf Grund der Pflege um meine Zukunft.
10. Wegen der Pflege leidet meine Beziehung zu Familienangehörigen, Verwandten, Freunden und Bekannten.

Tabelle 8: Der Hausarzt sollte gezielt die Situation des Pflegenden erfragen.

Fazit

Die DEGAM-Leitline „Pflegende Angehörige" hat folgende Effekte für die Versorgung:
- Versorgungskonzepte werden über „Learning by Doing" zu strukturierten Empfehlungen.
- Komplexe Versorgungsprobleme werden durch modulare Vorgaben patientenzentriert lösbar.
- Es kommt zum Paradigmenwechsel in der evidenzbasierten Medizin für typische Aspekte der Hausarztmedizin – der Pflegende steht im Blickpunkt.

Der Hausarzt führt das Gespräch mit dem pflegenden Angehörigen auf unterschiedlichen Betreuungsebenen. Die Beratung sollte den somatischen, emotionalen und sozialen Bereich umfassen.

Kommentar Prof. Kossow: „Finsteres Spiel"

Wie klappt die Umsetzung der Leitlinien in der Praxis? Ein echtes Hemmnis liegt darin, dass die Hausärzte die genannten betreuungs- und zeitintensiven Leistungen und die Besuche nicht adäquat abrechnen können. Aber auch die Lehrbeauftragten für Allgemeinmedizin arbeiten weithin „umsonst". Sofern sie öffentliche Gelder für die Forschung erhalten und neue Leitlinien erstellen, werden diese oft schnell über Sozialgerichtsurteile verbindlich. Die Verträge der Krankenkassen folgen dem aber gar nicht oder nur sehr schleppend. Die Folge: Der Leistungsdruck auf die Hausärzte wird erhöht und ihre idealistische Tätigkeit geradezu eingefordert. „Dies ist ein finsteres Spiel", konstatiert Professor Dr. Klaus-Dieter Kossow, Ehrenvorsitzender des Hausärzteverbandes. Besser funktioniert die Umsetzung der neuen Empfehlungen „von unten herauf" in enger Kooperation mit kommunalen Einrichtungen. Damit schafft man eher ein Gleichgewicht von Qualitätsnormen, Finanzierungs- und Arbeitsmöglichkeiten.

Der Nutzen der Demenztherapie für Angehörige und Pflegekräfte

Soll eine Demenztherapie von Nutzen sein, müssen neben den Patienten auch die pflegenden Angehörigen und Pflegekräfte im Blickfeld stehen. Denn sie sind von psychischer und körperlicher Überlastung bedroht – bis hin zum Burn-out-Syndrom. Verbessert sich unter einer Behandlung die Alltagskompetenz Demenzkranker, vermindert sich die Belastung für die Pflegenden. Die Relevanz der Alzheimer-Therapie für die Pflegepersonen ist nun endlich zum Thema von Studien, hochrangigen Empfehlungen und Leitlinien geworden.

- Eine Säule in der Demenztherapie ist die Gabe von Antidementiva. In den Therapieempfehlungen zur Behandlung der Demenz, die von der Arzneimittelkommission der deutschen Ärzteschaft (AkdÄ) herausgegeben wurden, heißt es: „Es ist davon auszugehen, dass Memantine bei mittelschwerer und schwerer Alzheimer-Demenz einen positiven Effekt auf funktionelle Parameter zur Alltagskompetenz hat."
- Mehrere neue Studien bestätigen, dass sich unter Therapie mit Memantine die Alltagsaktivitäten Demenzkranker erfreulich bessern. Dies zeigt sich beim Ankleiden, Bewegen, Essen und Trinken sowie beim Gang zur Toilette. Auch Verhaltensstörungen wie Agitation und Aggression gehen zurück. Somit sind die Patienten leichter zu pflegen.
- Die aktuellen Empfehlungen der Arzneimittelkommission der deutschen Ärzteschaft unterstützen den Hausarzt in der Diagnosefindung und Therapie. Da auf einen Hausarzt 25 und auf einen Facharzt 250 Demenzkranke kommen, wird klar, dass eine umfassende Betreuung nur durch Erstere möglich ist.
- Es werden jetzt für Hausärzte längst akzeptierte Therapieziele wie Symptomverbesserung, Stillstand und Ver-

langsamung der Progression anerkannt. Die „Gesunderhaltung" der Angehörigen wird in den Empfehlungen als wesentlicher Teilaspekt berücksichtigt.

- Grundvoraussetzung für die erfolgreiche Behandlung Demenzkranker ist neben einer möglichst frühzeitigen Diagnose ein therapeutisches Gesamtkonzept. Es sollte je nach Schwere der Erkrankung medikamentöse, sozial-, physio- und ergotherapeutische Maßnahmen sowie Angehörigenbetreuung einbeziehen.
- Die Alzheimer-Demenz ist eigentlich eine Erkrankung des gesamten Familiensystems. Am Beispiel des kommunalen Netzwerks PRO DEM wird deutlich, in welchem Maß die Patienten und ihre pflegenden Angehörigen von gemeindenaher Vernetzung und ganzheitlicher Versorgung profitieren.
- Pflegekräfte geraten in Stress, wenn Patienten agitiert sind, ständig rufen und auf Körperpflege aggressiv reagieren. Die emotionale Anspannung der Kranken kann sich auf die Pflegenden übertragen. Hilfreich ist ein therapeutisches Gerüst aus sozialpsychologischen und medikamentösen Maßnahmen. Dabei ist dem Bedürfnis der Kranken nach Trost, Bindung, Beschäftigung und Identität nachzukommen.
- Erleben die Kranken Momente des Glücks und Sinns, fühlen sie sich zufrieden und getragen, so ist dies für die Pflegekräfte sehr entlastend. Eine Trennung zwischen Beruf und Freizeit ist wichtig.
- Die Altersdemenz verändert nicht nur die Lebenswelt des Kranken, sondern auch grundlegend das Leben z.B. des Ehepartners, der die Pflege übernimmt. Die pflegenden Angehörigen sind die zweiten Opfer der Demenz und brauchen dringend Rat und praktische Hilfe.
- Eine dauerhafte Begleitung und zeitweilige Entlastung durch eine Alzheimer-Gesprächsgruppe vermittelt den Pflegenden Sicherheit und ermöglicht wieder ein Stück persönlichen Freiraum. Geht es dem Angehörigen gut, fühlt sich auch der Kranke wohl.
- Die Deutsche Gesellschaft für Allgemeinmedizin und Familienmedizin (DEGAM)hat eine neue Leitlinie „Pflegende

Angehörige" herausgegeben. Im Fokus steht der Laie als Betreuer! Das Anliegen der Leitlinie besteht darin, die häusliche Pflegesituation mit hausärztlichem Beistand so lange aufrechtzuhalten, wie dies vertretbar ist.
- Inhalte der DEGAM-Leitlinie sind Informationen für den Hausarzt zu abwendbar gefährlichen Verläufen bei der Pflege, Tipps zur emotionalen und sozialen Stützung pflegender Angehöriger sowie Vorschläge zur Verminderung der Pflegebelastung und Förderung ihrer Gesundheit. Es gibt auch ein Faltblatt für die Pflegenden.
- Bevor der Morbus Alzheimer symptomatisch wird, geht eine jahrzehntelange asymptomatische Phase voraus. Auf Grund der neurodegenerativen Abbauvorgänge gehen kognitive und alltägliche Funktionen allmählich verloren. Durch krankhaft erhöhte Glutamatkonzentrationen im synaptischen Spalt kommt es zur ständigen Übererregung innervierter Neurone und langsam zum Zelltod.
- Memantine antagonisiert die exzitatorische Wirkung von Glutamat und verbessert die Signalweiterleitung. Diese Verbesserungen auf neuronaler Ebene sind auch klinisch nachweisbar. Selbst in fortgeschrittenen Demenzstadien sind noch Verbesserungen von Alltagsfähigkeiten, Verhaltensauffälligkeiten und Kognition erzielbar, wie Studien zeigten. Unter Memantine können sich viele Alzheimer-Patienten z.B. wieder besser waschen, anziehen und beim Tischabräumen helfen.

Zukunftsforum Demenz

Das Zukunftsforum Demenz hat sich zum Ziel gesetzt, die Versorgung der Demenzkranken in Deutschland zu verbessern, um ihnen möglichst lange ein würdevolles und – entsprechend ihren noch vorhandenen Fähigkeiten – erfülltes Leben zu ermöglichen.

Dass die Versorgung der Demenzkranken verbesserungswürdig ist, ist unter den an der Versorgung Beteiligten unstrittig. Das Spektrum dieser Beteiligten reicht von den Ärzten der verschiedenen Fachrichtungen über Pflegepersonal bis zu Krankenkassen, Selbsthilfegruppen und Sozialbehörden. Leider ist es häufig so, dass diese Personen und Institutionen nur wenig voneinander wissen – vor allem zu wenig, um Synergismen zu erzeugen oder fehlerhafte Versorgungsstrukturen zu verbessern. Hier will das Zukunftsforum Hilfestellung leisten und den interdisziplinären Dialog fördern.

Dazu wurden unterschiedliche Aktivitätsfelder entwickelt:
- Workshops für verschiedene Fachgruppen
- Informationsveranstaltungen für Angehörige und Pflegedienstleistende
- Informationsmaterialien wie Broschüren, Ratgeber oder Newsletter
- Kongressbeteiligungen

Bei den Workshops des Zukunftsforums werden wichtige Aspekte des Versorgungsproblems bei Demenz thematisiert und von Vertretern der verschiedenen, mit der Versorgung betrauten Gruppen diskutiert. Das Zukunftsforum versteht sich bei diesen Workshops allerdings nicht nur als Diskussionsplattform. Es wird vielmehr angestrebt, auf den Workshops Konzepte zur Versorgung der Demenzkranken zu erarbeiten bzw. weiterzuentwickeln durch Verabschiedung eines Thesenpapiers. Diese Informationen und Konzepte sollen dann – je nach den Möglichkeiten – in die Arbeit der einzelnen Teilnehmer einfließen und so dazu beitragen, die Versorgung der Demenzkranken letztlich zu verbessern.

Zu den folgenden Themenbereichen haben bisher Workshops und Fachtagungen stattgefunden:
- „Geriatrisches Assessment"
- „Die Arzneimittelversorgung des Demenzkranken unter den Gesichtspunkten der aktuellen Gesetzgebung"
- „Probleme bei der Pflege Demenzkranker"
- „Betreuungsrecht – Wer wahrt die Rechte des Demenzkranken?"
- „Demenz – auf dem Weg zu einem Disease-Management-Programm?"
- „Demenzkranke im Leistungsstreit zwischen Kranken- und Pflegeversicherung"
- „Neues aus der Demenzforschung"
- „Demenz – Prävention und Erkennung von Risikofaktoren"
- „Sprech- und Schluckstörungen – Problemfeld in der Demenztherapie"
- „Demenz – Die Rolle des Apothekers in der Demenzberatung"
- „Versorgung von Demenzkranken – Chancen und Risiken nach der Gesundheitsreform 2004"
- „Qualitätsgesicherte Heimbetreuung für Demente – Wo geht der Weg hin?"
- „Frühformen der Demenz – Früherfassung, Risikofaktoren und Prävention bei MCI"
- „Innovative Therapieansätze – in welche Richtung geht die Alzheimer-Therapie?"
- „Demenz – Prävention vor Pflege"
- „Musik- und Kunsttherapie bei Demenz"
- „Integrierte Versorgung – der Hausarzt in der Schnittstelle Geriatrie/Demenz/Pflege"
- „Perspektiven der medizinisch-therapeutischen Versorgung Demenzkranker in der Altenhilfe"
- „Patientenrelevante Endpunkte bei der Behandlung von Demenzkranken"

Bei den Informationsveranstaltungen für das Publikum werden die Zuhörer über Verlauf und Therapie der Demenz und insbesondere der Alzheimer-Erkrankung aufgeklärt und bekommen praktische Tipps im Umgang mit den Demenzkranken.

Dieses Informationsangebot richtet sich vor allem an die betreuenden Angehörigen, aber auch an Interessierte aus dem Pflegebereich. Insbesondere für diese Zielgruppen werden Broschüren vom Zukunftsforum Demenz herausgegeben:

- „Umgang mit dem Demenzkranken"
- „Das schleichende Vergessen"
  gibt Hintergrundinformationen zum Krankheitsbild der Alzheimer-Demenz und erläutert Therapiemöglichkeiten
- „Die Rechte der Kranken- und Pflegeversicherten"
  erläutert, was Versicherten zusteht und wie das zu erreichen ist
- „Leben mit Demenzkranken – Tipps für den Alltag"

Weiterführende Informationen sind erhältlich bei:

Zukunftsforum Demenz
Eckenheimer Landstr. 100
60318 Frankfurt am Main
E-Mail: zukunftsforum@demenz.de
www.zukunftsforum-demenz.de